T0255426

Arbeitsumfeld Hauskrankenpflege

Christine Fichtinger
Renate Rabl

Arbeitsumfeld Hauskranken- pflege

Herausforderungen in der ambulanten Pflege
erkennen und meistern

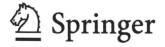 Springer

Christine Fichtinger
Wien, Österreich

Renate Rabl
Wien, Österreich

ISBN 978-3-7091-1594-7   ISBN 978-3-7091-1595-4 (eBook)
DOI 10.1007/978-3-7091-1595-4
Springer Heidelberg Dordrecht London New York

Die Deutsche Nationalbibliothek verzeichnet diese Publikation in der Deutschen
Nationalbibliografie; detaillierte bibliografische Daten sind im Internet über
http://dnb.d-nb.de abrufbar.

Springer Medizin
© Springer-Verlag Wien 2014

Springer Medizin ist Teil der Fachverlagsgruppe Springer Science+Business Media
www.springer.com

Vorwort

Wir über unser Buch

Die Thematik „Arbeitsumfeld Hauskrankenpflege – Herausforderungen in der ambulanten Pflege erkennen und meistern" nimmt im Rahmen der demografischen Entwicklung in Österreich einen immer höheren Stellenwert ein. Unser Buch will Personen, die entweder in der Hauskrankenpflege oder mit der Betreuung von Angehörigen zu Hause beschäftigt sind, ansprechen. Es soll sowohl Fachkräften als auch interessierten Laien einen Überblick zu diesen speziell für sie relevanten Themen verschaffen.

Die Planung, Organisation, Durchführung und Evaluierung der Pflege einer Person in ihrem eigenen Heim erfordert ein hohes Maß an Fachwissen. Deshalb haben wir in unserem Buch diverse Fachbegriffe ausführlich erläutert.

Um die Verständlichkeit der laufend entstandenen Kapitel zu überprüfen, wurden diese schon im Unterricht im Rahmen der Pflegehilfeausbildung, in Akademien der allgemeinen Gesundheits- und Krankenpflege und eben auch interessierten Laien zur Lektüre vorgelegt. Die Themen wurden von den zuvor genannten Personen gelesen, dabei aufgetretene Fragen oder unverständliche Textpassagen rückgemeldet und von uns daraufhin noch einmal sorgfältig überarbeitet. Die durchwegs positive Beurteilung freute uns besonders und ermöglichte es uns dadurch, die Theorie lebendig und praxisnah zu gestalten.

Das Einverständnis unserer werten Leserschaft voraussetzend, haben wir, um die von uns angestrebte einfache Lesbarkeit zu erreichen, folgende Formulierungen gewählt: Pflegende oder betreuende Personen bezeichnen wir durchgehend als „Pflegepersonal", zu Pflegende oder Betreuende als „zu betreuende Personen". Selbstverständlich sind in unserem Text immer beide Geschlechter gemeint.

Da in der extramuralen Betreuung und Pflege noch immer mehrheitlich Frauen tätig sind, haben wir im Rahmen des professionellen Genderings bewusst die weibliche Form gewählt.

Unser Dank gilt dem Pflegepersonal und den Auszubildenden, welche uns tatkräftig bei der Entstehung dieses Buches unterstützt haben. Ein herzliches Dankeschön gebührt auch all jenen, die uns durch ihre Bereitschaft, quer zu lesen, tatkräftig unterstützt haben.

Wir haben in dieses Buch sehr viel Zeit unseres Privatlebens investiert, daher sind wir auch unseren Familien zu besonderem Dank verpflichtet.

Christine Fichtinger und Renate Rabl

Inhaltsverzeichnis

Autorenverzeichnis

Christine Fichtinger
Hauffgasse 19/1/18
1110 Wien
Austria
Email: c.fichtinger@nurseandcare.at

Renate Rabl
Quellenstr. 27/30/5
1100 Wien
Austria
Email: Renate.Rabl1@chello.at

Wir über uns

Christine Fichtinger ist seit 20 Jahren äußerst erfolgreich auf dem Gebiet der Ausbildung von Heimhelferinnen und Pflegehelferinnen, sowohl in lehrender als auch in leitender Funktion. Zusätzlich ist sie auch mit der Ergänzungsausbildung von in der Behindertenbetreuung tätigen Personen im Rahmen der Unterstützung der Basisversorgung betraut. Sie führt nach der erforderlichen Ausbildung seit Jänner 2012 Pflegegeldeinstufungen durch. Ihre Erfahrung im Bereich der Hauskrankenpflege kommt auch hier zum Tragen. Sie ist Mitautorin der Publikation „Heimhilfe, 3. Auflage (Hrsg. Jedelsky)", ebenfalls im Springer Verlag erschienen.

Renate Rabl kann auf eine 22-jährige Unterrichtserfahrung auf dem Gebiet des Vorbereitungslehrganges an der allgemeinen Gesundheits- und Krankenpflegschule am AKH Wien zurückgreifen. Sie unterrichtete die Einführung in die Somatologie, die Grundlagen der allgemeinen Hygiene sowie die allgemeine Einführung in die Gesundheits- und Krankenpflege. Fachvorträge zum Thema „Querschnittlähmung" in diversen Gesundheits- und Krankenpflegeschulen ergänzten ihr Programm.

Die Autorinnen haben bereits gemeinsam die Publikation „Medizinisches Know-how für die Heimhilfe – Körper und Krankheit verstehen" im Springer Verlag veröffentlicht.

Begriffsdefinitionen

Christine Fichtinger und Renate Rabl

C. Fichtinger, R. Rabl, *Arbeitsumfeld Hauskrankenpflege,*
DOI 10.1007/978-3-7091-1595-4_1, © Springer-Verlag Wien 2014

1.1   Betreuung

Landläufig versteht man unter dem Begriff „Betreuung", sich um jemanden kümmern, jemanden unterstützen. Der Begriff „Betreuung" zeigt viele Facetten und umfasst z. B. das Krisenmanagement, welches die Betreuung von Menschen nach traumatischen Erlebnissen meint, oder die psychosoziale Betreuung, die sich hauptsächlich mit der Krisenintervention und Stressverarbeitung befasst.

In der extramuralen Betreuung sind mit haushaltsnahen Tätigkeiten die Reinigung des Haushaltes, Einkäufe und Besorgungen, Wäschepflege und die Versorgung von Zimmerpflanzen sowie Haustieren gemeint. Es zählen aber auch Tätigkeiten dazu, welche die persönliche Lebensführung und die soziale Integration der zu betreuenden Person fördern, wie etwa Kommunikation, Aufrechterhaltung persönlicher sozialer Kontakte oder Hilfestellung bei der Ausführung von Hobbys. Einzelne Hilfestellungen bei der Ausführung der persönlichen Versorgung einer zu betreuenden Person, wie z. B. Hilfestellung beim Anziehen oder Rücken waschen, ergänzen das Repertoire.

1.2   Pflege

Wenn wir den Begriff „Pflege" verwenden, denken wir in erster Linie an allgemeine Gesundheits- und Krankenpflege, Kinder- und Jugendlichenpflege oder an psychiatrische Gesundheits- und Krankenpflege. Diese Bezeichnungen verbinden wir zumeist mit einem Aufenthalt von Personen im Krankenhaus.

Der Begriff „Pflege" meint im Allgemeinen körpernahe Tätigkeiten, welche von der Pflegefachkraft teilweise oder vollständig übernommen wird, wie z. B. Körperpflege im Bett unter Mithilfe der zu betreuenden Person oder die Verabreichung von Nahrung und Flüssigkeit.

Die Pflege umfasst aber auch die Mitarbeit bei der Prävention, Diagnostik, Therapie und Rehabilitation. Die Beratung von Klienten und Angehörigen ergänzen das Repertoire der Pflege. Professionelle Pflege fördert bzw. erhält die Gesundheit und beugt gesundheitlichen Schäden vor. Die Erhaltung der Lebensqualität und der persönlichen Zufriedenheit der zu betreuenden Person stehen im Vordergrund.

Der International Council of Nurses (ICN) ist der Weltbund der professionell Pflegenden. Laut ICN haben Pflegende fünf grundlegende Aufgaben (ICN 2006):
1. Gesundheit fördern
2. Krankheit verhüten
3. Gesundheit wiederherstellen

4. Leiden lindern
5. Leben und Würde des Menschen achten

Die Laienpflege erfolgt zumeist ohne Profiterzielung. Die betreuende Person erwirbt ihr Wissen aus Informationsquellen, die von ihr selbst erschlossen werden müssen. Die Pflege und Betreuung fließen ineinander, weitere Rollen – wie z. B. die der Ehefrau – beeinflussen zusätzlich die Umsetzung der Laienpflege.

Neben den zuvor genannten Erklärungen wollen wir noch die Aussage der WHO hervorheben, sie *beschreibt den Auftrag der Pflege.*

» Der gesellschaftliche Auftrag der Pflege ist es, dem einzelnen Menschen, der Familie und ganzen Gruppen dabei zu helfen, ihr physisches, psychisches und soziales Potential zu bestimmen und zu verwirklichen, und zwar in dem für die Arbeit anspruchsvollen Kontext ihrer Lebens und Arbeitsumwelt. Deshalb müssen die Pflegenden Funktionen aufbauen und erfüllen, welche die Gesundheit fördern, erhalten und Krankheit verhindern. Zur Pflege gehört auch die Planung und Betreuung bei Krankheit und während der Rehabilitation, und sie umfasst zudem die physischen, psychischen und sozialen Aspekte des Lebens in ihrer Auswirkung auf Gesundheit, Krankheit, Behinderung und Sterben. Pflegende gewährleisten, dass der einzelne und die Familie, seine Freunde, die soziale Bezugsgruppe und die Gemeinschaft gegebenenfalls in alle Aspekte der Gesundheitsversorgung einbezogen werden, und unterstützen damit Selbstvertrauen und Selbstbestimmung. Pflegende arbeiten auch partnerschaftlich mit Angehörigen anderer, an der Erbringung gesundheitlicher und ähnlicher Dienstleistungen beteiligten Gruppen zusammen. (WHO 1993)

1.3   Hauskrankenpflege

Die WHO definiert den Begriff „*Hauskrankenpflege*" als „*Bereitstellung umfassender Dienste für Patienten und Familien an deren Wohnort, um Gesundheit zu fördern, zu erhalten und wiederherzustellen, die Unabhängigkeit zu steigern oder einen friedlichen Tod zu unterstützen.*"

Der Begriff „Hauskrankenpflege" ist ein klassisch österreichischer. Im übrigen deutschsprachigen Raum gibt es Bezeichnungen wie etwa „häusliche Pflege", „Gemeindepflege", „sozialmedizinischer Pflegedienst", „ambulante Pflege" oder „extramurale Pflege".

Ebenso werden in der Hauskrankenpflege tätige Pflegepersonen unterschiedlich bezeichnet, wie z. B. Gemeindeschwester, Gesundheitsschwester, Hauskrankenschwester oder mobile Schwester. Die extramurale Pflege wäre ohne Zusammenarbeit und Vernetzung der einzelnen Berufsgruppen, wie etwa Heimhilfe, Pflegehilfe, Besuchs- und Begleitdienst oder diplomierter Gesundheits- und Krankenschwester/-pfleger, nicht durchführbar.

In vielen Ländern der EU haben betreuungsbedürftige Personen keine Möglichkeit, zwischen verschiedenen Anbietern der Hauskrankenpflege zu wählen, da es aufgrund des jeweiligen staatlichen Systems nur einen Anbieter gibt. Im Gegensatz dazu bieten Österreich, Deutschland und Belgien Wahlfreiheit an und nehmen damit eine Vorreiterrolle ein. Durch diese Wahlfreiheit wuchs in Österreich die Zahl der Anbieter, in Belgien hingegen hat sich die Zahl der freiberuflich praktizierenden Pflegepersonen enorm gesteigert.

In Österreich und Deutschland beherrschen verstärkt Non-Profit-Organisationen (oder auch NPOs genannt) den Markt der „freien Wohlfahrtspflege". Unter NPOs werden in diesem Zusammenhang Organisationen verstanden, die gemeinnützige, mildtätige oder kirchliche Zwecke verfolgen. NPOs sind in Österreich meist als „Verein", aber auch als „Stiftung", „gemeinnützige Kapitalgesellschaft" oder als „Genossenschaft" organisiert (Quelle: NPO-Institut). Unter der freien Wohlfahrtspflege versteht man die Gesamtheit aller Hilfen bei sozialer, gesundheitlicher und sittlicher Gefährdung bzw. Not vorbeugend oder heilend zum Wohle der Gesellschaft oder des Einzelnen, die auf freigemeinnütziger Grundlage und in organisierter Form geleistet werden (Duden).

Parallel dazu bieten gerade in Großstädten auch gewinnorientierte Unternehmen Hauskrankenpflege an.

Prinzipiell deckt die Hauskrankenpflege den Bedarf an sozialen Diensten, Versorgung mit Hilfsmitteln und Materialien aber auch den Bereich der medizinischen Hauskrankenpflege, wie z. B. aufwendige Verbandwechsel oder die Pflege von beatmeten Klienten, ab. Durch professionell geplante und durchgeführte Pflegehandlungen sollen bestehende Einschränkungen abgemildert und die Lebensqualität im häuslichen Bereich erhalten bzw. erhöht werden.

Persönliche Notizen

_____

_____

_____

_____

_____

_____

_____

_____

_____

_____

_____

_____

_____

_____

_____

_____

_____

_____

_____

_____

_____

_____

_____

_____

Die Hauskrankenpflege – eine professionelle Dienstleistung

Christine Fichtinger und Renate Rabl

C. Fichtinger, R. Rabl, *Arbeitsumfeld Hauskrankenpflege,*
DOI 10.1007/978-3-7091-1595-4_2, © Springer-Verlag Wien 2014

In den letzten Jahren hat ein Umdenken bei den Organisationen, die Hauskrankenpflege anbieten, begonnen. Die Ursache hierfür liegt vor allem darin, dass es zum einen immer mehr Anbieter auf dem Markt extramuraler Dienste gibt. Der Wettbewerb ist dadurch gestiegen. Da die Angebote der Anbieter zumeist sehr ähnlich sind, müssen sie verstärkt daran arbeiten, ihren Kundenservice gegenüber Mitbewerbern durch die Qualität ihrer Dienstleistungen deutlich hervorzuheben.

Zum anderen hat sich im Laufe der Jahre auch die Klientel der zu Betreuenden weiterentwickelt, von dankbar zu mündig und kritisch. Mittlerweile ist den Betroffenen bewusst, dass sie durch ihre Kostenbeiträge oder Versicherungsleistungen qualitativ hochwertige Betreuung oder Pflege erwarten können, inklusive Beratung und Information. Der Charakter der Dienstleistung wird sichtbar.

Der steigende Druck durch die Mitbewerber und die Mündigkeit der zu Betreuenden zwingen die Organisationen verstärkt, auf die Wünsche und Bedürfnisse der Kunden einzugehen. Werden von den Anbietern Qualität und Service geboten und dadurch die Erwartungen ihrer Klientel erfüllt, können sie am Markt bestehen.

Einige Punkte müssen dabei von den Trägerorganisationen besonders beachtet werden:

- Das Auftreten und Erscheinungsbild der betreuenden und pflegenden Personen: Pünktlichkeit, Höflichkeit, empathisches Auftreten, saubere Dienstkleidung
- Theoretisches Fachwissen und praktische Kompetenz bei der Durchführung notwendiger Leistungen
- Respekt und Umsetzung der Bedürfnisse, Beschwerden und Anregungen der Kunden
- Vermitteln von Ehrlichkeit und Glaubwürdigkeit durch das Eingestehen von eventuell aufgetretenen Fehlern, dadurch werden Vertrauen und das Gefühl der Geborgenheit erhalten
- Kommunizieren in einer für die Kunden verständlichen, nicht abgehobenen Sprache, dies stärkt das Gefühl der Wertschätzung und des Vertrauens

2.1   Nutzen der Hauskrankenpflege für Kunden und deren Angehörigen

Betreuungs- oder pflegebedürftige Personen, die sich für die Hauskrankenpflege entscheiden, haben den Vorteil, dass sie weiterhin in ihrem vertrauten Umfeld leben können. Hier können sie ihren gewohnten Lebensrhythmus beibehalten, aber mit der Gewissheit, dass es da jemanden gibt, der nach dem

Rechten sieht und die nötige Unterstützung leistet, aber auch als Ansprechpartner zur Verfügung steht. Diese Sicherheit vermittelt sowohl Wohlbefinden als auch Entspanntheit und trägt wesentlich zum Erhalt bzw. zur Besserung des Gesundheitszustandes der zu betreuenden oder pflegenden Personen bei. Das erleichtert es ihnen auch, den Kontakt zur Familie, zu Freunden oder Bekannten aufrecht zu erhalten, sozusagen Mitglied der Gesellschaft zu bleiben.

Aber auch die Angehörigen erfahren durch die Inanspruchnahme der Hauskrankenpflege eine spürbare Entlastung. Physischer und psychischer Alltagsstress fällt weg oder wird zumindest verringert. Das trägt zu einem entspannten Umgang zwischen den zu Betreuenden und deren Familienmitgliedern bei. Außerdem kann bei Bedarf jederzeit Beratung und Information bei den professionell Pflegenden erfragt werden.

2.2 Vorteile der Hauskrankenpflege

Das Krankenanstaltengesetz erlaubt bei einer erforderlichen Nachbetreuung erst nach einer sorgfältig geplanten und daher verlässlichen Weiterführung der Pflege zu Hause, dass Patienten das Krankenhaus früher verlassen dürfen. Einerseits dient diese Vorgangsweise den Klienten, da sie sonst innerhalb kürzester Zeit womöglich wieder in ein Krankenhaus aufgenommen werden müssten, andererseits hilft diese präzise Vorgangsweise auch den Krankenhausträgern und den Sozialversicherungen bei der Einsparung von Kosten. Die Versorgung daheim durch dementsprechend qualifiziertes Personal ist langfristig die kostengünstigste Lösung für die Sozialversicherungsträger.

Das persönliche Wohlbefinden der Kunden steigt nach der Krankenhausentlassung zumeist sehr rasch, da zu Hause die vertrauten Rituale und Gewohnheiten uneingeschränkt ausgeübt werden können. Der private Charakter minimiert das Gefühl des Krankseins, die zu pflegenden Personen setzen ihre Ressourcen verstärkt ein und die Fachkraft ist zu Gast im Privathaushalt.

2.3 „Alles aus einer Hand"
– ein kundenfreundliches Prinzip
der Organisationen

Die Klientel, die bereits eine Dienstleistung einer bestimmten Organisation in Anspruch nimmt, möchte bei Zufriedenheit dann später bei Bedarf auch andere Leistungen eben dieser ihrer Organisation erhalten. Soweit möglich wird diesem Wunsch entsprochen. Außer pflegerischen und sozialen Diensten können aber keine Therapien oder medizinische Dienste angeboten werden.

Viele der zu Betreuenden, vor allem ältere Betroffene, hätten gerne ihre vertraute Fachkraft um sich. Zu beobachten ist, dass eher auf den Einsatz verzichtet wird, als eine unbekannte Pflegekraft zu akzeptieren. Aufgrund der vorgegebenen, gesetzlich geregelten Arbeitszeiten und Dienstpläne kann nicht immer ein und dieselbe Fachkraft eingesetzt werden. Die Organisationen sind aber bemüht, die Anzahl der Fachkräfte auf ein Minimum zu reduzieren, um eine qualitativ hochwertige Betreuung und Pflege zu gewährleisten.

Das Angebot von möglichst vielen Dienstleistungen eines Anbieters hilft, die Abläufe überschaubar zu halten, es entsteht ein geringerer administrativer Aufwand und dadurch auch eine Verminderung der Fehlerquellen bei der jeweiligen Organisation. Häufig muss aber die Zusammenarbeit mehrerer Organisationen zum Wohle der zu betreuenden Person koordiniert werden.

Eine Kundin benötigt geringfügige Unterstützung beim Duschen durch eine Heimhilfe. Im Laufe der Betreuung vermindern sich jedoch das Orientierungsvermögen und die Mobilität der Frau, sie kann nicht mehr selbständig ihre Wäsche waschen und kochen und benötigt Essen auf Rädern und den Wäschedienst.

Nicht alle Trägerorganisationen können diese Dienstleistungen anbieten und sind daher auf die Zusammenarbeit und Vernetzung mit Organisationen, welche diese erforderlichen Dienste anbieten, angewiesen.

Um eine klientenbezogene Betreuung und Pflege zu ermöglichen, sollten Konkurrenzdenken, unterschiedliche Detailauffassungen von Pflegeverständnis, Organisationskultur und -ablauf sowie Qualität nach Möglichkeit keine Rolle spielen. Die Zusammenarbeit, Planung und Durchführung aufeinander abgestimmter Tätigkeiten unterschiedlicher Organisationen müssen durch die Dokumentation sowie Team- und Fallbesprechungen zum Wohle der Klientel koordiniert werden.

In anderen Ländern der EU gibt es Modelle des Prinzips „Alles aus einer Hand", die ein sehr umfangreiches Leistungsangebot von einer Organisation anbieten können. Ist das nicht möglich, stellen diese nach intensiven Recherchen des Betreuungsbedarfes eines Kunden eine Kombination von verschiedenen Organisationsangeboten zusammen.

Persönliche Notizen

Berufsgruppen und Dienste in der extramuralen Betreuung und Pflege

Christine Fichtinger und Renate Rabl

C. Fichtinger, R. Rabl, *Arbeitsumfeld Hauskrankenpflege,*
DOI 10.1007/978-3-7091-1595-4_3, © Springer-Verlag Wien 2014

Der größte Anteil der Betreuung und Pflege wird von diplomierten Gesundheits- und Krankenpflegepersonen, Pflegehilfen und Heimhilfen geleistet. Zusätzlich werden diese Berufsgruppen durch den Besuchsdienst, Reinigungsdienst, Wäschedienst und Essen auf Räder bzw. einen wöchentlichen Essenszustelldienst unterstützt. Im Einzelfall werden bei Bedarf weitere Berufsgruppen, wie z. B. praktische Ärzte, Physiotherapeuten, Logopäden oder Ergotherapeuten, hinzugezogen.

3.1 Das diplomierte Gesundheits- und Krankenpflegepersonal

Die Tätigkeit des diplomierten Gesundheits- und Krankenpflegepersonals (DGKP) ist im Gesundheits- und Krankenpflegegesetz geregelt.

Eine der wesentlichsten Aufgaben im **eigenverantwortlichen Bereich** ist die Gesamtverantwortung über den Pflegeprozess, diese ist im Gesundheits- und Krankenpflegegesetz (GuKG, Weiss-Faßbinder 2009) klar geregelt.

» § 14 (1) Die Ausübung des gehobenen Dienstes für Gesundheits- und Krankenpflege umfasst die eigenverantwortliche Diagnostik, Planung, Organisation, Durchführung und Kontrolle aller pflegerischen Maßnahmen im intra- und extramuralen Bereich, die Gesundheitsförderung und Beratung im Rahmen der Pflege, die Pflegeforschung sowie die Durchführung administrativer Aufgaben im Rahmen der Pflege.

§ 14 (2): Der eigenverantwortliche Tätigkeitsbereich umfasst insbesondere:

1. Erhebung der Pflegebedürfnisse und des Grades der Pflegeabhängigkeit des Patienten sowie Feststellung und Beurteilung der zur Deckung dieser Bedürfnisse zur Verfügung stehenden Ressourcen (Pflegeanamnese)

2. Feststellung der Pflegebedürfnisse (Pflegediagnose)

3. Planung der Pflege, Festlegung von pflegerischen Zielen und Entscheidung über zu treffende pflegerische Maßnahmen (Pflegeplanung)

4. Durchführung von Pflegemaßnahmen

5. Auswertung der Resultate der Pflegemaßnahmen (Pflegeevaluation)

6. Information über Krankheitsvorbeugung und Anwendung von gesundheitsfördernden Maßnahmen

7. Psychosoziale Betreuung

8. Dokumentation des Pflegeprozesses

9. Organisation der Pflege

10. Anleitung und Überwachung des Hilfspersonals

11. Anleitung und Begleitung des Schülers im Rahmen der
Ausbildung
12. Mitwirkung an der Pflegeforschung
§ 5 (1) Angehörige der Gesundheits- und Krankenpflege-
berufe haben bei Ausübung ihres Berufes die von ihnen gesetzten gesundheits- und krankenpflegerischen Maßnahmen zu dokumentieren.
(2) Die Dokumentation hat insbesondere die Pflegeanamnese, die Pflegediagnose, die Pflegeplanung und die
Pflegemaßnahmen zu enthalten.

Die DGKP ist somit für den gesamten Pflegeprozess im Rahmen der Hauskrankenpflege verantwortlich. Sie plant z. B. im
Rahmen von Pflegevisiten und Teamgesprächen gemeinsam
mit den Heimhilfen und Pflegehilfen, aber auch mit der Klientel und ihren Angehörigen die systematische Vorgangsweise
der Pflege. Im Rahmen dieser Planung delegiert sie schriftlich
diverse Aufgaben den Berufsgesetzen entsprechend. Die Anleitung und respektive die Überprüfung der delegierten Maßnahmen erfolgt vor Ort.

Der **mitverantwortliche Bereich** ist ebenfalls im GuKG geregelt, § 15 (1–7) schreibt die Verantwortlichkeiten verbindlich
fest. Einzelne Tätigkeiten können durch die DGKP an die Pflegehilfe übertragen werden, die Delegation erfolgt schriftlich,
die Anleitung vor Ort versteht sich von selbst.

Damit sind im Speziellen folgende Tätigkeiten gemeint:
- Verabreichung von Arzneimitteln
- Anlegen von Bandagen und Verbänden
- Verabreichung von subkutanen Insulininjektionen und
subkutanen Injektionen von blutgerinnungshemmenden
Arzneimitteln
- Blutentnahme aus der Kapillare zur Bestimmung des
Blutzuckerwertes mittels Teststreifen
- Einfache Wärme- und Lichtanwendungen

Mit Erlass des Bundesministers für soziale Sicherheit und Generationen vom 14. Februar 2001, GZ 21.251/5-VIII/D/13/00,
zu § 15 GuKG, BGBl I Nr. 108/1997, wurde die Frage der Verabreichung von Arzneimitteln durch Pflegehilfen im Bereich
der extramuralen Pflege geklärt.

*„Zur Tätigkeit „Verabreichung von Arzneimittel" zählt auch
die vorbereitende Handlung der Dispensierung der Arzneimittel. Angehörige der Pflegehilfe dürfen diese Tätigkeit nur dann
ausüben, wenn die Anleitung und Aufsicht entsprechend den
vorstehenden Ausführungen gewährleistet sind."* Delegation
ist definiert als …*„die Übertragung der Verantwortung für die
Durchführung einer Tätigkeit von einer Person auf eine andere.*

Erstere bleibt dabei weiterhin für das Ergebnis rechenschafts-pflichtig." (Kelly-Heidenthal, P., Marthaler, M. T. 2008)

Die DGKP ist also weiterhin für die Erbringung der Pflegehandlungen verantwortlich, sie kann den Pflegeprozess als solchen nicht delegieren sondern nur einzelne pflegerische Aufgaben. Dies erfordert in der extramuralen Pflege individuelle Evaluierungen und Adaptierungen des Pflegeprozesses sowie die individuelle Begleitung und Anleitung der Pflegehelfer.

Der **interdisziplinäre Tätigkeitsbereich** umfasst folgende Aufgaben (Weiss-Faßbinder, Lust 2009):

» § 16 (2) Im interdisziplinären Tätigkeitsbereich haben Angehörige des gehobenen Dienstes für Gesundheits- und Krankenpflege das Vorschlags- und Mitentscheidungsrecht. Sie tragen die Durchführungsverantwortung für alle von ihnen in diesen Bereichen gesetzten pflegerischen Maßnahmen.
(3) Der interdisziplinäre Tätigkeitsbereich umfasst insbesondere:
1. Mitwirkung bei Maßnahmen zur Verhütung von Krankheiten und Unfällen sowie zur Erhaltung und Förderung der Gesundheit,
2. Vorbereitung der Patienten oder pflegebedürftigen Menschen und ihrer Angehörigen auf die Entlassung aus einer Krankenanstalt oder Einrichtung, die der Betreuung pflegebedürftiger Menschen dient, und Hilfestellung bei der Weiterbetreuung,
3. Gesundheitsberatung und
4. Beratung und Sorge für die Betreuung während und nach einer physischen oder psychischen Erkrankung.

Unter Berücksichtigung des eigen-, mitverantwortlichen und interdisziplinären Tätigkeitsbereiches nimmt die DGKP ihre Verantwortung im extramuralen Bereich wahr und plant die Vorgangsweise im Detail. Sie beurteilt den individuellen Einzelfall und entscheidet danach, welcher Berufsgruppe welches Maß an Verantwortung delegiert werden kann und wann eine Zwischenevaluierung notwendig ist.

3.2   Pflegehilfe

Der Verantwortungsbereich der Pflegehilfe ist im GuKG festgeschrieben (Weiss-Faßbinder, Lust 2009).

» § 84 (2) Die Durchführung von pflegerischen Maßnahmen darf nur nach Anordnung und unter Aufsicht von Angehörigen des gehobenen Dienstes für Gesundheits- und Krankenpflege erfolgen. Im extramuralen Bereich haben Anordnungen schriftlich zu erfolgen. Eine Übermittlung der schriftlichen Anordnung per Telefax oder im Wege automationsunterstützter Datenübertragung ist zulässig, sofern die Dokumentation gewährleistet ist.

Die Tätigkeiten, welche nach Anordnung durch Angehörige des gehobenen Dienstes für Gesundheits- und Krankenpflege erfolgen, sind im GuKG taxativ (Lat. taxatus – vollständig) aufgezählt.

Die Tätigkeiten, welche im Rahmen der Mitarbeit bei therapeutischen und diagnostischen Verrichtungen nach schriftlicher ärztlicher Anordnung und unter Aufsicht des gehobenen Dienstes für Gesundheits- und Krankenpflege im Einzelfall durchgeführt werden dürfen, sind ebenfalls im GuKG geregelt. Auch in diesem Bereich erfolgt die Anordnung schriftlich, per Fax oder Mail.

Pflegerische Handlungen werden also von der DGKP erfasst und geplant und an die Pflegehilfe schriftlich delegiert. Die DGKP leitet die Pflegehilfe an und vergewissert sich in regelmäßigen Abständen von den Fähigkeiten und Fertigkeiten dieser vor Ort. Bei auftretenden Problemen ist die Pflegehilfe verpflichtet, sofort mit der DGKP in Kontakt zu treten.

Unter Aufsicht arbeiten heißt in der extramuralen Betreuung nicht, dass die DGKP ständig anwesend ist, es erfolgt in regelmäßigen Abständen die Evaluierung und Adaptierung des Pflegeprozesses. Dies geschieht gemeinsam mit der jeweils verantwortlichen Pflegehilfe. Delegiert die Ärztin eine Tätigkeit an die Pflegehilfe, muss sie sich ebenfalls vorher vergewissern, dass die Pflegehilfe über das erforderliche Wissen verfügt und dieses auch fachgerecht anwenden kann.

Die Verabreichung der Sondennahrung bei liegender Sonde sowie die subkutane Verabreichung von Insulin oder blutgerinnungshemmenden Medikamenten sind Inhalt der Ausbildung einer Pflegehilfe. Die Inhalte werden sowohl in der Theorie als auch in diversen Praktika gelernt und unter Aufsicht eingeübt. Diese Tätigkeiten sind im Speziellen in der Hauskrankenpflege von besonderer Bedeutung. Die Vorbereitung von Arzneimitteln z.B. im Tages- oder Wochendispenser können laut bereits erwähntem Erlass von der Pflegehilfe vorgenommen werden, dies sollte jedoch nur im Einzelfall delegiert werden. Die Verantwortung ist im mitverantwortlichen Tätigkeitsbereich der DGKP festgeschrieben.

Zur Novellierung durch BGBl l 95/1998 heißt es im Bericht des Gesundheitsausschusses:

» Eine qualitativ hochwertige Betreuung erfordert auch, dass ausreichend Angehörige des gehobenen Dienstes für Gesundheits- und Krankenpflege zur Verfügung stehen. Die Möglichkeit, dass Pflegehelfer/Pflegehelferinnen im Einzelfall zeitlich begrenzt Tätigkeiten auch ohne entsprechende Aufsicht durchführen, trägt ebenso den Anforderungen der Praxis Rechnung.

Im Bereich der Hauskrankenpflege erledigt die Pflegehilfe im Einzelfall je nach Situation vor Ort auch hauswirtschaftliche Tätigkeiten. So entsorgt sie z. B. den Abfallsack, wenn eine beschmutzte Schutzhose ausgezogen wurde, oder sie entfernt grobe Verunreinigungen vom Boden, wenn zum Zeitpunkt des Einsatzes keine andere Person diese Tätigkeit übernehmen kann. Diese Bereitschaft wird vorausgesetzt.

3.3   Heimhilfe

Das Sozialbetreuungsberufegesetz des jeweiligen Bundeslandes regelt in Österreich das Berufsbild, die Tätigkeit und die Ausbildung der Angehörigen der Sozialbetreuungsberufe.
    Sozialbetreuungsberufe sind:
1. Heimhelferinnen
2. Fach-Sozialbetreuerinnen
3. Diplom-Sozialbetreuerinnen

Alle Heimhilfen, welche in die erforderliche Ergänzungsausbildung mit Erfolg abgeschlossen haben, können ihren Beruf im Rahmen des Wiener Sozialbetreuungsberufegesetz (WSBBG) weiterhin ausüben. Das Sozialbetreuungsberufegesetz ist Landessache, deshalb gibt es den neun Bundesländern entsprechend neun Sozialbetreuungsberufegesetze. Die Heimhilfeausbildung und -tätigkeit ist jedoch in allen neun Bundesländern identisch geregelt.

» WSBBG § 7 – Aufgaben der Heimhelferin und des Heimhelfers
    (1) Aufgabe der Heimhelferinnen und Heimhelfer ist die Unterstützung betreuungsbedürftiger Menschen aller Altersstufen, die durch Alter, gesundheitliche Beeinträchtigung oder schwierige soziale Umstände nicht in der Lage sind, sich selbst zu versorgen, insbesondere auch von Menschen, die in ihrer Wohnung oder betreuten Wohneinheit oder Wohngemeinschaft bleiben wollen. Die Heimhelferinnen und Heimhelfer arbeiten auch in Wohn- und Pflegeheimen, Tageszentren, Behindertenein-

richtungen, Nachbarschaftszentren und Wohnungslosen-
einrichtungen. Die Unterstützung erfolgt durch Hilfe bei
der Haushaltsführung und den Aktivitäten des täglichen
Lebens sowie im Umgang mit den existentiellen Erfahrungen des täglichen Lebens. Eigenaktivitäten werden
unterstützt, und es wird Hilfe zur Selbsthilfe gewährt.
Heimhelferinnen und Heimhelfer arbeiten im Team mit der
Hauskrankenpflege und den Angehörigen der mobilen
Betreuungsdienste.

(2) Der Aufgabenbereich der Heimhelferinnen und Heimhelfer umfasst

1. einen **eigenverantwortlichen Bereich**, in dem sie im
Rahmen der Betreuungsplanung auf Anordnung von
Klientinnen und Klienten oder Angehörigen der Sozial- und
Gesundheitsberufe Aufgaben im hauswirtschaftlichen
Bereich ausführen und

2. einen Bereich, in dem sie **Tätigkeiten der Basisversorgung** nach den Bestimmungen des Gesundheits- und
Krankenpflegegesetzes – GuKG, BGBl. I Nr. 108/1997 in der
Fassung des Bundesgesetzes BGBl. I Nr. 90/2006, **ausschließlich unter Anleitung und Aufsicht von Angehörigen des gehobenen Dienstes für Gesundheits- und
Krankenpflege durchführen**.

(3) Der eigenverantwortliche Aufgabenbereich umfasst
insbesondere:

1. Hauswirtschaftliche Tätigkeiten, insbesondere Sorge für
Sauberkeit und Ordnung in der unmittelbaren Umgebung
der betreuten Personen,

2. Beheizen der Wohnung, Beschaffen des Brennmaterials,

3. Unterstützung bei Besorgungen außerhalb des Wohn-
bereichs,

4. Unterstützung bei der Zubereitung und Einnahme von
Mahlzeiten,

5. Einfache Aktivierung, wie Anregung zur Beschäftigung,

6. Förderung von Kontakten im sozialen Umfeld,

7. Hygienische Maßnahmen wie die Wäscheversorgung,

8. Beobachtung des Allgemeinzustandes und rechtzeitiges
Herbeiholen von Unterstützung durch andere Berufsgruppen,

9. Unterstützung von Pflegepersonal und

10. Dokumentation.

(4) Die Unterstützung bei der Basisversorgung einschließ-
lich der Unterstützung bei der Einnahme und Anwen-
dung von Arzneimitteln nach den Bestimmungen des
Gesundheits- und Krankenpflegegesetzes – GuKG, BGBl. I
Nr. 108/1997 in der Fassung des Bundesgesetzes BGBl. I
Nr. 90/2006, erfolgt ausschließlich unter Anleitung und

Aufsicht von Angehörigen des gehobenen Dienstes für Gesundheits- und Krankenpflege.

Die Tätigkeiten im eigenverantwortlichen Bereich werden ohne Anweisung und ohne Aufsicht der DGKP übernommen und durchgeführt. Für die Tätigkeiten, welche in den Bereich der Basisversorgung fallen, benötigt sie eine Delegation (schriftliche Anweisung durch die DGKP). In Folge muss die DGKP ihrer Aufsichtspflicht in Form von Pflegevisiten nachkommen.

Die Heimhilfe ist verpflichtet, alle beim Klienten erforderlichen Tätigkeiten, welche im Bereich Basisversorgung genannt sind, dem jeweilig zuständigen Casemanagement oder der Teamleitung zu melden, um diesen die Möglichkeit zu geben, die erforderliche Delegation für die Dokumentation auszustellen.

Die folgenden Auflistungen geben einen Überblick zum Bereich der Eigenverantwortlichkeit und dem Bereich der Basisversorgung.

3.3.1 Eigenverantwortlicher Aufgabenbereich der Heimhelferinnen – ohne schriftliche Anordnung durch DGKP

a. Hauswirtschaftliche Tätigkeiten, insbesondere Sorge für Sauberkeit und Ordnung in der unmittelbaren Umgebung:
- Sauberhalten der unmittelbaren Umgebung des Klienten
- Reinigung des Bettes und dessen Umgebung (Nachttisch)
- Betten machen, überziehen
- Sauberhalten der Waschzone (Waschschüssel, Bad, Dusche, WC)
- Reinigung und Desinfektion aller Pflege- und Therapiebehelfe (Heil- und Hilfsmittel inkl. Toilettenstuhl)
- Reinigung von klientennahen Gegenständen (z. B. Brille, Hörgerät inkl. Batteriewechsel, Kamm)
- Reinigung des Geschirrs/Kühlschranks/Kochstelle
- Staubwischen
- Fußbodenreinigung trocken und/oder feucht
- Abfallbeseitigung
- Besorgungen, wie z. B. Arzt, Apotheke, Post, Bank
- Versorgung von vorhandenen Haustieren bzw. Organisation der Versorgung
- Sorge für die Zufuhr von frischer Luft (lüften), Wärme und Beleuchtung
- Reinhaltung für den persönlichen Gebrauch des Klienten (z. B. Lebensmittel, Toilettenartikel)

b. Beheizen der Wohnung, Beschaffen des Brennmaterials

c. Unterstützung bei der Zubereitung und Einnahme von Mahlzeiten:
- Zubereitung einfacher Mahlzeiten
- Wärmen von Essen
- Bereitstellen des Essens
- Zubereitung von Getränken
- Unterstützung bei der Nahrungsaufnahme unter Beachtung evtl. Diätvorschriften
- Auf ausreichende Flüssigkeitszufuhr achten

d. Einfache Aktivierung, wie Anregung zur Beschäftigung:
- Alltagsgespräche führen
- Motivation des Klienten zur Selbsthilfe
- Einfache soziale Aufgaben im Auftrag des Klienten, der Sachwalter, z. B. Verwaltung des Wirtschaftsgeldes, Erledigung von Zahlungen, Behördenwege
- Information über seniorengerechte Angebote in Wien

e. Förderung von Kontakten im sozialen Umfeld:
- Förderung der Kommunikation im Umfeld (z. B. Nachbarn, Angehörige)

f. Hygienische Maßnahmen, wie Wäscheversorgung:
- Einhaltung der allgemeinen und spezifischen Hygienerichtlinien
- Wäscheversorgung (Transport in die Wäscherei, Vorbereitung für den Wäschedienst, Handwäsche)
- Maschinenwäsche (wenn vorhanden)
- Bügeln und kleine Näharbeiten (z. B. Annähen von Knöpfen)

g. Hilfestellung beim An- und Auskleiden/Umkleiden

h. Beobachtung des Allgemeinzustandes und rechtzeitiges Herbeiholen von Unterstützung durch andere Berufsgruppen

i. Unterstützung von Pflegepersonen

j. Dokumentation:
- Dokumentation und regelmäßige Information an die DGKP über den Allgemein- und Gesundheitszustand des Klienten
- Die Dokumentation umfasst einen Verlaufsbericht und einen Tätigkeits-/Durchführungsnachweis, der tagaktuell zu führen ist, inhaltlich hat eine regelmäßige Reflexion mit der DGKP zu erfolgen
- Führung eines Wirtschaftsbuches bzw. Haushaltsbuches

Bei Veränderungen des Gesundheitszustandes der Klienten, bei unvorhersehbaren akuten Problemstellungen sowie bei Änderung des Tätigkeits- und Betreuungsbedarfes ist unverzüglich mit einer DGKP Kontakt aufzunehmen. (Diese entscheidet über weitere Maßnahmen.)

3.3.2 Unterstützung bei der Basisversorgung – erfordert die schriftliche Anordnung der DGKP (Delegation)

Die Unterstützung bei der Basisversorgung erfolgt ausschließlich unter Anleitung und Aufsicht von Angehörigen des gehobenen Dienstes für Gesundheits- und Krankenpflege und umfasst insbesondere:

a. Verarbeitung von oraler Medikation, welche durch eine DGKP bzw. Apotheke vorbereitet wurde
b. Unterstützung bei der Medikamenteneinnahme:
  - Besorgung der Verschreibung vom Hausarzt
  - Besorgung von Medikamenten, nach ärztlicher Verschreibung, aus der Apotheke
  - Unterstützung in Form von Erinnern an die zeitgerechte Einnahme, Motivation zur Einnahme (Medikamente müssen von DGKS oder Apotheke vorbereitet sein)
  - Rückmeldung an die DGKP und/oder Angehörige, wenn der Klient die Medikamente nicht selbständig einnehmen kann/will:
    - Augen- Nasen- und Ohrentropfen dürfen von der Heimhelferin nicht verabreicht werden. Nach wie vor dürfen Klienten von ihr unterstützt werden.
    - Orale Tropfen dürfen verabreicht werden, wenn diese von DGKP vorbereitet wurden (dazu gibt es spezielle, luftdicht verschließbare Behälter).
    - Heimhelferinnen dürfen keine Dosierung von Tropfen durchführen.
c. Anwendung von ärztlich verordneten Salben bei intakter Haut:
  - Die Anwendung von Salben z. B. bei Intertrigo kann von DGKP an die Heimhelferin delegiert werden – es liegt im fachlichen Ermessen der DGKP ob die Maßnahme von der Heimhelferin durchgeführt werden darf.
d. Essen und Trinken:
  - Ernährungsprotokoll
  - Erfassung einer Flüssigkeitseinfuhr und gegebenenfalls auch der Ausfuhr
e. Inkontinenzversorgung:
  - Saugende Inkontinenzversorgung
  - Sammelnde Inkontinenzversorgung
  - Pflege bei liegendem transuretralem Dauerkatheter (keine Diskonnektion! Nur das Ablassen von Harn aus dem Harnbeutel und/bzw. das Anschließen eines Nachtbeutels)
  - Ausstreifen des Stomabeutels

f. Unterstützung bei der einfachen Lagerung und Lagewechsel im Sinne der Prophylaxen (z. B. Dekubitus-, Thrombose-, Aspirationsprophylaxe) sowie die Anwendung von einfachen Lagerungshilfsmitteln

g. Unterstützung bei der Bewegung:
- Einfache Aktivierung, wie Hilfe beim Aufstehen
- Anwendung von Gehbehelfen (z. B. Stock, Krücke, Rollstuhl, Rollator)
- Unterstützung beim Gehen, Sitzen, Transfer
- Hilfestellung bei der Benützung des Toilettenstuhls

h. An- und Ausziehen von Stütz-/Antithrombose-/Kompressionsstrümpfen bei intakter Haut, unabhängig von der Kompressionsklasse des Strumpfes

i. Übernahme der Körperpflege (Tätigkeiten siehe eigenverantwortlicher Tätigkeitsbereich Punkt g)

Jedenfalls fällt unter die Basisversorgung:
- Ganzwaschung im Bett
- Teilwaschung im Bett

Alle Maßnahmen werden selbstverständlich unter Rücksichtnahme auf die kulturellen Hintergründe der Klienten durchgeführt.

Die Feststellung der Fähigkeiten und Fertigkeiten der Heimhelferinnen im Rahmen der Basisversorgung erfolgt durch Angehörige des gehobenen Dienstes für Gesundheits- und Krankenpflege der leistungserbringenden Organisation.

Die delegierende DGKP der leistungserbringenden Organisation verantwortet die Delegation, sie muss durch Beobachtung, Anleitung, Kenntnis der Heimhelferinnen sicherstellen, dass nachweisbar aus ihrer Sicht keine Veranlassung besteht, anzunehmen, dass diese die delegierten Aufgaben nicht fachgerecht durchführen können.

Die Heimhilfe ist verpflichtet, sämtliche Tätigkeiten und Veränderungen sorgfältig zu dokumentieren und gesundheitliche Veränderungen sowie pflegerelevante Beobachtungen an die DGKP zu melden. Die DGKP entscheidet dann über die weitere Vorgangsweise.

Teamsitzungen und Teamgespräche fördern die Vernetzung der Berufsgruppen und sind ein wesentlicher Beitrag, um fachliche Fragen aus dem jeweiligen Blickwinkel abzuklären, neu zu planen sowie zu evaluieren. Die Heimhilfe hat keine Delegationsbefugnis innerhalb ihres Tätigkeitsbereiches, nach Rücksprache mit der verantwortlichen Ansprechperson (z. B. Casemanagement) kann sie aber einzelne Tätigkeiten im Bereich des Besuchsdienstes auf diesen übertragen.

3.4   Personenbetreuung

Die Personenbetreuung ist im GuKG § 3b festgeschrieben und regelt die Tätigkeiten der 24- Stunden-Pflegekräfte, welche auch Personenbetreuer genannt werden. Zusätzlich trat zum 1.7.2007 das Hausbetreuungsgesetz, eine Änderung der Gewerbeordnung und auch des Ärztegesetzes in Kraft. Dadurch wurde das freie Gewerbe der Personenbetreuung als selbständige Tätigkeit gesetzlich geregelt.

Die Personenbetreuerinnen sind befugt, im Einzelfall pflegerische Tätigkeiten (siehe § 3b GuKG) an der betreuten Person durchzuführen. Vorausgesetzt allerdings, dass diese von einer DGKP angeordnet wurde und medizinische Indikationen eine Durchführung dieser Tätigkeiten durch Laien nicht zulässt. Wesentlich dabei ist, dass Personenbetreuerinnen nach dem Hausbetreuungsgesetz bzw. nach der Gewerbeordnung die angeordneten pflegerischen und evtl. ärztlichen Tätigkeiten nur dann an der betreuten Person durchführen dürfen, wenn diese von ihr nicht überwiegend erbracht werden.

Dazu zählen:

- ▬ Unterstützung bei der oralen Nahrungs- und Flüssigkeitsaufnahme sowie bei der Arzneimittelaufnahme
- ▬ Unterstützung bei der Körperpflege
- ▬ Unterstützung beim An- und Auskleiden
- ▬ Unterstützung bei der Benutzung von Toilette oder Toilettenstuhl einschließlich Hilfestellung beim Wechsel von Inkontinenzprodukten und
- ▬ Unterstützung beim Aufstehen, Niederlegen, Niedersetzen und Gehen

Stellt ein Arzt oder eine DGKP fest, dass medizinische Indikationen vorliegen, welche die Durchführung durch die Personenbetreuerin nicht mehr erlauben, dürfen diese Tätigkeiten nicht mehr von dieser durchgeführt werden. Sie benötigt eine schriftliche Anordnung von der DGKP, wobei aber die Verabreichung von Arzneimittel nicht delegiert werden kann.

Handelt es sich bei den delegierten Tätigkeiten um welche des mitverantwortlichen Tätigkeitsbereiches der DGKP, so muss dem Berufsgesetz entsprechend die Ärztin eine Delegation an die DGKP schriftlich anordnen. Erst dadurch ist es der DGKP möglich, diese Delegation an die Personenbetreuerin schriftlich zu übertragen. Die Anleitung bzw. Aufsicht versteht sich von selbst.

Dazu zählen:

- Die Verabreichung von Arzneimittel (Personenbetreuerinnen dürfen analog der Heimhilfe nur Hilfestellung bei
  der Einnahme von Medikamente leisten)
- Anlegen von Bandagen und Verbänden inkl. dem An-
  und Ausziehen von Antithrombosestrümpfen
- Verabreichung von subkutanen Insulininjektionen und
  subkutanen Injektionen von blutgerinnungshemmenden Arzneimitteln
- Blutentnahme aus der Kapillare zur Bestimmung des
  Blutzuckerspiegels mittels Teststreifens
- Einfache Wärme- und Lichtanwendungen

Der Arzt kann auch direkt der Personenbetreuerin die soeben genannten Tätigkeiten übertragen, es gelten auch in diesem Fall die Voraussetzungen laut GuKG. Zusätzlich kann der Arzt im Schwierigkeitsgrad vergleichbare Tätigkeiten bzw. mit vergleichbaren Anforderungen übertragen.

Das GuKG schreibt die Voraussetzungen fest, unter denen die genannten Tätigkeiten übertragen werden dürfen:

- Die Tätigkeiten dürfen nur an der jeweils betreuten Person in dessen Privathaushalt durchgeführt werden.
- Die zu betreuende Person bzw. der gesetzliche Vertreter oder der Vorsorgebevollmächtigte ist mit der Betreuung einverstanden und willigt schriftlich ein.
- Die Personenbetreuerin muss täglich, bzw. mehrmals wöchentlich oder über längere Zeiträume im Privathaushalt des zu Betreuenden anwesend sein.
- Die Personenbetreuerin darf in diesem Haushalt maximal drei Menschen, welche in einem Angehörigenverhältnis zueinander stehen, betreuen. Diese drei zu betreuenden Personen können auch in zwei verschiedenen Haushalten wohnen, die Delegation der diversen Tätigkeiten muss jedoch von der gleichen DGKP bzw. vom gleichen Anbieter der Hauskrankenpflege erfolgen. Die Betreuung in zwei verschiedenen Haushalten ist immer ein begründeter Ausnahmefall und nicht die Regel.
- Die DGKP legt die notwendigen schriftlichen Anordnungen vor, nach denen die Personenbetreuerin handelt.
- Die Personenbetreuerin muss durch eine DGKP angeleitet und unterwiesen werden.
- Die DGKP hat sich zu vergewissern, dass die Personenbetreuerin über die notwendigen Fähigkeiten verfügt, um

die ihr angeordneten Tätigkeiten fachgerecht durchzuführen.

▬ Die Anordnung ist immer zeitlich befristet und höchstens für die Dauer des Beschäftigungsverhältnisses zu erteilen.

▬ Die Personenbetreuerin ist verpflichtet, die angeordneten Tätigkeiten ausreichend und regelmäßig zu dokumentieren sowie die DGKP über den laufenden Prozess zu informieren.

In Österreich gilt derzeit die Bestimmung, dass die Personenbetreuerin eine Ausbildung zu absolvieren hat, die zumindest dem Status der Heimhelferin entspricht.

3.5   Persönliche Assistenz

Die persönliche Assistenz hat zur Aufgabe, dass der behinderte Mensch ein selbstbestimmtes und selbstverantwortliches Leben führen kann. Sie ist im GuKG § 3c geregelt (siehe § 3c GuKG). Dabei handelt es sich um Laien, welche **einen** Menschen mit einer körperlichen Behinderung betreuen. Die Behinderung kann dauerhaft oder bleibend sein. Auch an diese persönlichen Assistenten können Ärzte und DGKP einzelne medizinische und pflegerische Tätigkeiten übertragen.

Für diese Laien gelten die angeführten Voraussetzungen, allerdings darf nur **ein** Behinderter (und nicht drei) in einem Privathaushalt betreut werden. Die persönliche Assistenz ist auch nicht im Rahmen institutioneller Betreuung, wie in Krankenanstalten, Wohn- und Pflegeheimen anzuwenden.

Der persönliche Assistent ist nicht ortsgebunden, so besteht z. B. auch die Möglichkeit, mit dem Klienten in den Urlaub zu fahren oder ihn außerhalb des Privathaushaltes zu begleiten. Die persönliche Assistenz ist eine wesentliche Erleichterung für das selbstbestimmte Leben behinderter Menschen im Privatbereich.

3.6   Besuchsdienst

Der Besuchsdienst bietet älteren, einsamen Menschen Kommunikationsmöglichkeiten. Er begleitet auch bei Spaziergängen, Einkäufen oder Erledigungen. Der Besuchsdienst erledigt die Korrespondenz und liest sehschwachen bzw. blinden Klienten vor.

Körpernahe Tätigkeiten wie z. B. Unterstützung bei der Essenseingabe fallen unter das GuKG und das Sozialbetreuungsberufegesetz und sind deshalb für den Besuchsdienst nicht zulässig. Auffällige Beobachtungen werden an die Dienststelle gemeldet, damit weitere professionelle Schritte eingeleitet werden können.

Der Besuchsdienst unterliegt keinem Berufsgesetz. Auch eine Ausbildung ist nicht gesetzlich geregelt. Die einzelnen Anbieter haben betriebsinterne Einschulungs-, Begleitungs- und Fortbildungskonzepte erarbeitet.

3.7 Essenszustellung

Ist ein Kunde nicht mehr selbst in der Lage zu kochen, besteht die Möglichkeit, täglich frische Speisen zuzustellen, oder es wird Tiefkühlkost für eine Woche geliefert. Ein Mikrowellenherd bzw. ein Wärmeschrank und bei Bedarf ein Tiefkühlschrank sind daher empfehlenswert.

Die Essenszusteller unterliegen keinem Berufsgesetz, die Zusteller werden betriebsintern eingeschult und begleitet. Werden bei der Zustellung der Speisen besondere Veränderungen an den Kunden beobachtet, erfolgt eine Meldung an die jeweilige Dienststelle, damit weitere professionelle Schritte eingeleitet werden können.

3.8 Reinigungs- und Sonderreinigungsdienst

Der Reinigungsdienst ist für die Großreinigung zuständig (z. B. Fenster putzen, Türen und Möbel reinigen, Vorhänge waschen und aufhängen).

Der Sonderreinigungsdienst unterstützt Menschen, welche wegen einer psychischen Krankheit oder aufgrund altersbedingter Probleme in der Wohnung bereits massive sanitäre oder hygienische Missstände haben.

3.9 Familienhelferin

Familienhelferinnen betreuen tagsüber Kleinkinder und den dazugehörigen Haushalt, während oder nach einem Spitalsaufenthalt von einem Erziehungsberechtigten. Die Ausbildung dazu findet an Fachschulen für Sozialberufe statt.

3.10 Diplomierte Sozialarbeiterin

Diplomierte Sozialarbeiterinnen unterstützen ihre Klienten in der extramuralen Betreuung bei psychosozialen Krisen und Konflikten. Sie stehen ihnen auch beratend bei finanziellen, sozialen und sozialrechtlichen Angelegenheiten zur Seite. Die Ausbildung findet in Akademien und Schulen für Sozialbetreuungsberufe statt. Diese ist gesetzlich geregelt, es gibt in Österreich derzeit jedoch kein Berufsgesetz (Stand September 2013) und keinen Titelschutz für Sozialarbeiterinnen.

Persönliche Notizen

Die Rolle der pflegenden Angehörigen

Christine Fichtinger und Renate Rabl

C. Fichtinger, R. Rabl, *Arbeitsumfeld Hauskrankenpflege*,
DOI 10.1007/978-3-7091-1595-4_4, © Springer-Verlag Wien 2014

4.1   Die Pflegebeziehung

Pflegebeziehungen, bei denen pflegende Angehörige beteiligt sind, werden von Betreuungspersonen immer wieder als problematisch bezeichnet. Um diese Problematik einer positiven Lösung zuführen zu können, ist es notwendig, den Hintergrund dieser Beziehungen zu betrachten.

Eine 80-jährige Ehefrau pflegt ihren 86-jährigen Ehemann.

In diesem Fall muss bedacht werden, dass das Ehepaar wahrscheinlich etwa 40–60 Jahre verheiratet ist und eine sehr enge Zweierbeziehung (= Diade) pflegt. Viele Höhen und Tiefen des Lebens wurden gemeinsam gemeistert. Ein weiterer Punkt: Die Ehefrau benötigt womöglich selbst schon Unterstützung, wie z. B. in der Haushaltsführung. Der Betreuungsaufwand steigert sich häufig schleichend. Es beginnt mit der Hilfestellung beim Zuknöpfen des Hemdes bis hin zum kompletten Anziehen. Zu guter Letzt bedarf es dann auch noch der Unterstützung bei der Körperpflege.

Eigene Bedürfnisse können von der Ehefrau immer weniger wahrgenommen werden, es kommt zur Überforderung auf beiden Seiten. Das könnte in diesem Beispiel folgendermaßen aussehen.

Eine 80-jährige Ehefrau pflegt ihren 86-jährigen Ehemann seit 3 Jahren.

Probleme der Ehefrau	Probleme des Ehemanns
Verlust von Bekanntschaften, da das Haus nur mehr selten verlassen wird	Kontakte zur Außenwelt reduzieren sich
Angst vor Versagen	Angst, zur Last zu fallen
Finanzielle Sorgen	Erleben von Abhängigkeit
Angst, den Ehemann zu verlieren	Angst, dass die Ehefrau krank werden könnte (Was tue ich, wenn meine Frau ins Krankenhaus muss?)
Angst, selbst krank zu werden Vernachlässigung eigener Bedürfnisse und Interessen	Hemmungen, Bedürfnisse zu äußern
Der Ehemann „bestimmt" den Alltag	Die Ehefrau „bestimmt" den Alltag
Ein Burnout zeichnet sich ab	Ein Gefühl der Hilflosigkeit und Abhängigkeit entsteht

In dieses Gefüge tritt nun eine dritte Person in Form der professionellen Pflegekraft, die ihren Einsatz leistet. Aus der Zweierbeziehung (Diade) entwickelt sich eine Dreierbeziehung, **Triangulierung** genannt (in der Entwicklungspsychologie wird das Dazwischentreten des Vaters in die enge diadische Mutter-Kind-Beziehung Triangulierung genannt).

Die „Kunst" der professionellen Pflegekraft besteht jetzt also darin, sowohl zum Klienten, als auch zur pflegenden Angehörigen durch das schrittweise Herstellen von Vertrauen eine tragfähige Beziehung aufzubauen. Würde sich die Beziehungsarbeit der professionellen Pflegekraft hauptsächlich auf den Klienten konzentrieren, fühlte sich die pflegende Angehörige ausgeschlossen. Zusätzlich zur bestehenden psychischen Problematik fühlt sich die Angehörige ausgegrenzt, es können Gefühle wie Eifersucht auftreten. Die pflegende Angehörige ist aber eine wichtige Hilfe als Informationsquelle in Bezug auf Rituale und Gewohnheiten. So kann sie sich als Individuum verstanden und akzeptiert wahrnehmen und Schritt für Schritt aus dieser engen Pflegebeziehung lösen.

Wichtig ist jedoch, dass die professionelle Pflegekraft Pflegetechniken anwendet, bei denen die pflegende Angehörige **nicht** mithelfen **muss** aber **kann**, falls es ihr wichtig ist. Nur so kann sie die Betreuung als Entlastung erfahren. Jetzt hat die Angehörige die Möglichkeit, die gewonnene Zeit für sich selbst zu nützen und z. B. die Zeitung lesen, während die professionelle Pflegekraft ihren Einsatz leistet.

Es ergibt sich folgendes Bild:

Eine 80-jährige Ehefrau pflegt ihren 86-jährigen Mann seit 3 Jahren und eine professionelle Pflegekraft hilft zusätzlich bei der Versorgung, es kommt zum **Vertrauensaufbau.**

Vorteile für die Ehefrau	**Vorteile für den Ehemann**
Zeit für die Selbstpflege	Professionelle Betreuung
Entlastung	Gewinnung von Abstand im
Eigene Bedürfnisse wahrnehmen können	Rahmen der Pflegebeziehung
Gewinnung von Abstand im Rahmen der Pflegebeziehung	

In einer persönlichen bzw. intimen Beziehung ist es besonders schwierig, Partnerin **und** Pflegende zu sein. Häufig kommt es unweigerlich zu Rollenkonflikten!

Wenn man als Pflegende bzw. Betreuende in einen Haushalt kommt, ist es wichtig, sich abgrenzen zu können. Der erste Eindruck, den man gewinnt, darf nicht gewertet werden, da man den Hintergrund der Familiengeschichte nicht kennt. Die Betreuung und Pflege steht im Vordergrund, nicht die Beurteilung der persönlichen Lebenssituation der zu betreuenden Person.

Auch wenn die Pflegekraft die vorgefundene Lebenssituation für sich selbst nicht vorstellen kann, ist die Situation so zu akzeptieren wie sie ist. Bei körperlicher Verwahrlosung, hygienischen Missständen bzw. bei körperlicher und/oder psychischer Gewalt gegen den Kunden gilt es jedoch Maßnahmen zu ergreifen. Zunächst werden die verantwortlichen Personen im Team informiert, um gemeinsam in Absprache mit dem Kunden und den jeweils zuständigen Entscheidungsträgern die weitere Vorgangsweise zu planen.

Bei Familiengeschichten kann man die unterschiedlichsten Varianten kennenlernen. Die idealste ist die, in der während der Partnerschaft zeitlebens liebevoll miteinander umgegangen wurde. Probleme können hier auftreten, wenn ein Partner selbst altersschwach bzw. krank wird und eine umfangreiche Betreuung benötigt. Kinder, die mitten im Berufsleben stehen oder mittlerweile selbst eine Familie gegründet haben, können oftmals nur die abendliche und/oder die Betreuung am Wochenende übernehmen.

Familiäre Probleme, die in der Lebensgeschichte verankert sind, wirken sich oft auf die Beziehung zu pflegenden Angehörigen aus. So stellt sich in diesem Zusammenhang oft die Frage des Vertrauens sowie der Würde und Wertschätzung. Das Fachpersonal ist in diesem Fall angehalten, der Grundproblematik viel Einfühlungsvermögen entgegenzubringen. Begleitung und Beratung der betroffenen Personen können Erleichterung schaffen.

In diesem Zusammenhang möchten wir auch anmerken, dass professionell Pflegende und Betreuende nicht das Recht haben, in die Familiengeschichte einzugreifen bzw. diese zu werten. Die Familie und das persönliche Umfeld sind der intimste Bereich, den der Mensch besitzt. Das Fachpersonal ist „**zu Gast**" bei der jeweiligen Familie und leistet in diesem Rahmen eine Dienstleistung, welche vertraglich geregelt ist. Die Kunden bzw. die pflegenden Angehörigen erwarten, dass sich die professionelle Pflegekraft in die sogenannte „Institution Privathaushalt" einfindet und anpasst. Der grundlegende Tagesablauf wird den Ritualen und Gewohnheiten der Kunden entsprechend gestaltet, die Pflegefachkraft muss sich nach Möglichkeit darauf einstimmen. Ebenso sind die persönlichen Abläufe und Gegebenheiten der pflegenden Angehörigen zu akzeptieren, Änderungen sind nur nach Absprache möglich.

Bei familiären Problemen wird nur dann eingegriffen, wenn diese pflege- bzw. betreuungsrelevant sind oder wenn eine Eigen- bzw. Fremdgefährdung des Kunden bzw. dessen pflegenden Angehörigen besteht.

Familiäre Probleme sind zumeist verdeckte Probleme. Sie sind dem Klienten und dessen Angehörigen sehr unangenehm, deshalb fällt es ihnen auch oft schwer, darüber zu sprechen. Durch genaue Beobachtung im Rahmen der Betreuung und Pflege gibt es jedoch diverse Hinweise, welche verdeckte Probleme vermuten lassen. Strukturierte Fallbesprechungen und Pflegevisiten helfen dabei, die Relevanz der Abklärung zu entscheiden.

Das Bundesministerium für Arbeit, Soziales und Konsumentenschutz hat eine österreichweite Plattform (► www. pflegedaheim.at) für pflegende Angehörige geschaffen, ebenso wurden viele weitere Initiativen im Bereich pflegender Angehöriger ins Leben gerufen, z. B. Interessensgemeinschaft pflegender Angehöriger in den jeweiligen Bundesländern, Selbsthilfegruppen und Gesprächsrunden zum Erfahrungsaustausch Betroffener. Professionelle Dienstleitungsanbieter bieten Beratungsangebote und Kurse für pflegende Angehörige an.

4.2 Kinder und Jugendliche als pflegende Angehörige

Schon immer und weltweit gab und gibt es pflegende Kinder und Jugendliche, oftmals auch als **Young-Carers** bezeichnet. In Ländern wie Großbritannien, Australien und den USA beschäftigt man sich schon länger mit dieser Situation. In Österreich hingegen rückte erst jetzt eine im Auftrag vom Bundesministerium für Arbeit, Soziales und Konsumentenschutz durchgeführte Studie des Institutes für Pflegewissenschaft der Universität Wien (► www.bmask.gv.at) dieses Thema in den Blickpunkt der öffentlichen Wahrnehmung. Bisher ist weltweit keine Studie bekannt, die sich dieser Thematik über einen direkten Zugang zu den pflegenden Kindern und Jugendlichen gewidmet hat.

Befragt wurden pflegende Kinder und Jugendliche in Wien und Niederösterreich. Die Ergebnisse, umgelegt auf Gesamtösterreich, ergaben eine unvorstellbare Zahl von etwa 42.700 pflegenden Kindern und Jugendlichen in unserem Land. Als pflegende Kinder und Jugendliche sind Menschen vom 5. bis zum 18. Lebensjahr gemeint, wobei damit die Pflegetätigkeit nicht endet, sondern über diese Alter hinaus fortgesetzt wird, nötigenfalls bis zum Tod des nahen Angehörigen.

Diese jungen Menschen helfen sowohl im Haushalt, bei der Geschwisterbetreuung und eben auch bei der Pflege wesentlich mehr als gleichaltrige unbelastete Kinder. Bei bereits bestehender Erkrankung eines Familienmitgliedes wachsen sie gleichsam in die pflegende Rolle hinein. Zuerst sind die pflegenden Kinder und Jugendlichen stolz helfen zu dürfen, später können sie es sich nicht mehr anders vorstellen.

Zu betonen ist, dass fast ¾ der pflegenden Kinder und Jugendlichen Mädchen sind. Ein Teil von diesen Kindern hilft bis zu fünf Stunden pro Tag.

Zu ihren pflegenden Tätigkeiten befragt, gaben sie folgende Aufgaben an:

- Essen und Trinken bringen und bei der Einnahme unterstützen
- Medikamente bringen und bei der Einnahme unterstützen
- Beim Aufstehen oder Gehen behilflich sein
- Falls erforderlich, den Rollstuhl schieben
- In der Nacht Hilfe leisten, wie z. B. etwas bringen oder umlagern
- Amtliche Briefe und Mails verfassen
- Bei Sprachproblemen Übersetzungstätigkeiten bei Arztbesuchen und Amtsangelegenheiten

Die Pflegetätigkeit wirkt sich oftmals auf ihre psychische und physische Gesundheit sowie auf die Sozialkontakte aus. Sie leiden deutlich häufiger unter Beschwerden wie Müdigkeit, Schlafproblemen, Rücken- und/oder Kopfschmerzen. Sie machen sich Sorgen, sind traurig und hätten gerne jemandem zum Reden. Es fehlt ihnen an Zeit, Freundschaften zu pflegen oder ausreichend für die Schule zu lernen. Positiv hingegen bewerten die Betroffenen, dass sie sich reifer und erwachsener als nicht pflegende Gleichaltrige empfinden.

Ehemals pflegende Kinder und Jugendliche, heute Erwachsene, berichten je nach dem Zeitraum und Grad der Miteinbeziehung in die Pflege von physischen und psychischen Spätfolgen. Im Laufe der Zeit wurde ihnen bewusst, dass sie ihre Kindheit nicht altersgerecht erleben durften. Aus dieser Erfahrung ist ihnen aber eine gewisse Gelassenheit im Umgang mit Problemen im Erwachsenenalter geblieben, so wie sie sich insgesamt dem Leben heute gewachsen fühlen. Nach wie vor sind sie bereit, Verantwortung sowohl im Privat- als auch im Berufsleben zu übernehmen. Auffallend viele von ihnen sind in helfenden Berufen wie z. B. in der Pflege, Medizin, Feuerwehr oder Polizei tätig.

Diese Studie hat die pflegenden Kinder und Jugendlichen mit Hilfe der Medien aus ihrem Schattendasein in das Bewusstsein der Öffentlichkeit geholt. Damit ist es aber nicht getan, die Betroffenen müssen tatkräftig unterstützt werden:

- Sie benötigen altersgerechte Informationen über die Krankheit ihres Familienangehörigen.
- Menschen aus dem nahen Umfeld, wie etwa Freunde, Verwandte oder Bekannte, sollen ihnen als Ansprechpartner zur Verfügung stehen.

▪ Sie müssen bei ihrer pflegerischen Tätigkeit und im Alltag durch dementsprechende Hilfsangebote von außen unterstützt werden.

▪ Sie sollten auch Zeiträume haben, in denen sie einfach nur Kind sein dürfen.

Gezielte Maßnahmen können pflegenden Kindern und Jugendlichen Ängste und Unsicherheiten nehmen, damit würde ihr Leben in Zukunft massiv erleichtert und kindgerechter werden.

Persönliche Notizen

Struktur und Finanzierung der Hauskrankenpflege

Christine Fichtinger und Renate Rabl

C. Fichtinger, R. Rabl, *Arbeitsumfeld Hauskrankenpflege*,
DOI 10.1007/978-3-7091-1595-4_5, © Springer-Verlag Wien 2014

5.1 Allgemeinorganisatorische Betrachtung – Modell der Gesundheits- und Sozialsprengel

In den frühen 90er Jahren erklärte die Bundesregierung die bundesweite, flächendeckende Einrichtung von Gesundheits- und Sozialsprengeln zum geeigneten Modell der extramuralen Versorgung der Bevölkerung. Im Sprengelzentrum sollte sich eine zentrale Anlauf- und Koordinationsstelle für alle Dienste, für Patienten und den Telefonnotruf befinden. Die Einbindung aller sozialen und gesundheitspolitischen Einrichtungen im Sprengelgebiet ist tragender Pfeiler des Konzepts, vor allem der Kontakt zu stationären Strukturen.

Die Aufgaben eines Gesundheits- und Sozialsprengels sind verschieden, dennoch lassen sie sich beispielhaft anführen:

a. Obligatorische eigene Leistungen:
- Hauskrankenpflege
- Medizinische Gesundheits- und Krankenpflege
- Mobile Palliativpflege
- Familienhilfe
- Heimhilfe
- Essen auf Rädern
- Reinigungsdienste
- Abgabe von Heilbehelfen

b. Vermittlungsleistungen:
   Diese Leistungen werden notwendig, wenn spezielle medizinische oder soziale Beratungs- und Therapieleistungen erforderlich sind. Beispiele sind unter anderem:
- Psychosoziale Beratung
- Erziehungsberatung
- Eheberatung
- Behindertenberatung
- Logopädie
- Physiotherapie

5.2 Struktur und Finanzierung der Hauskrankenpflege im Bundesländervergleich

In Österreich wird flächendeckend Hauskrankenpflege angeboten. Jede Person soll, ihrem Wunsch entsprechend, auch bei bestehender Pflegebedürftigkeit, in ihrem persönlichen Umfeld betreut werden. In manchen Regionen Österreichs gestaltet sich die Versorgung allerdings schwierig – gebirgiges Gelände, unwegsame Straßen und im Winter tief verschneit, noch dazu dünn besiedelt.

Vergleicht man die Betreuung in den einzelnen Bundesländern untereinander, so kann man feststellen, dass es kaum Unterschiede gibt. In allen sind namhafte Trägerorganisationen vertreten. Neben diesen gibt es aber auch regionale Anbieter, welche sich gut etabliert haben. Die Lukrierung von Spendengeldern und das ehrenamtliche Engagement spielen oftmals eine wesentliche Rolle.

Zumeist müssen die zu Betreuenden einen von ihrem jeweiligen Einkommen abhängigen Beitrag leisten. Die Ausnahme ist im Burgenland zu finden, hier gilt die sogenannte „soziale Staffelung" nicht. Unabhängig vom Einkommen bezahlt jede zu betreuende Person den festgelegten Betrag für die Betreuung durch Heimhilfen, Pflegehilfen und diplomiertes Gesundheits- und Krankenpflegepersonal. Einen Teil der anfallenden Kosten trägt allerdings das Land Burgenland.

Das Land Niederösterreich hat flächendeckend Sozialsprengel eingerichtet, um eine Abstimmung der Rechtsträger bezüglich des Ausbaus der Sozialstationen herbeizuführen, damit kein lokales Überangebot bzw. keine Unterversorgung entsteht und eine bedarfsgerechte Versorgung gewährleistet wird. Eine Überschneidung bzw. ein Nebeneinander mehrerer Sozialstationen ist durchaus möglich. Dies ergibt Situationen des Wettbewerbs.

Das Land Niederösterreich gewährt für sozialmedizinische und soziale Betreuungsdienste den Rechtsträgern nach Maßgabe der im Sozialhilfebudget zur Verfügung gestellten Mittel eine finanzielle Förderung. Der Förderrahmen wird den Trägerorganisationen jeweils Anfang des Jahres bekannt gegeben. Das Amt der Niederösterreichischen Landesregierung prüft die zweckmäßige und sparsame Verwendung der Gelder.

In Oberösterreich, Steiermark, Tirol, Kärnten und Salzburg sind nahezu idente Organisationsstrukturen vorzufinden, wobei regional immer wieder Projekte durch sozial engagierte Menschen entstehen, die zum Teil von Gemeinden und kirchlichen Organisationen betreut werden.

Im Bundesland Wien nimmt der Fonds Soziales Wien eine zentrale Stellung in der Versorgung der Bevölkerung ein. Der Fonds Soziales Wien (FSW) erbringt gemeinsam mit rund 300 Partnerorganisationen Sozial- und Gesundheitsleistungen für die Wiener Bevölkerung. Der Fonds Soziales Wien plant, steuert und fördert eine Vielzahl von Angeboten für pflege- und betreuungsbedürftige Menschen, wohnungslose Menschen, Menschen mit Behinderung und Menschen, die Unterstützung bei der Bewältigung ihrer Schulden benötigen. Er stellt einen effizienten Einsatz von Geldmitteln im Gesundheits- und Sozialbereich sicher. Mit Steuermitteln der Stadt

Wien wird sichergestellt, dass soziale Dienstleistungen auch künftig in hoher Qualität gewährleistet werden können.

Die 8 Beratungszentren des FSW für „Pflege und Betreuung" sind regionale Kompetenzzentren. Der FSW stellt mit diesen Zentren sicher, dass jeder Wiener individuelle Hilfe bekommen kann, unabhängig von den finanziellen Möglichkeiten und unabhängig von der Ursache des Betreuungsbedarfes. Die Trägerorganisationen schließen mit dem FSW einen Fördervertrag ab, welcher die Pflege für jeden Klienten leistbar macht.

Etwas anders gestaltet sich die Struktur der Hauskrankenpflege in Vorarlberg. Dort gibt es seit mittlerweile über 100 Jahren, europaweit einzigartig, privat organisierte Hauskrankenpflegevereine, auch im von Österreich aus unzugänglichen Kleinwalsertal. Gegen einen einmaligen Beitrag kann man Mitglied in einem der in 66 Orten angesiedelten privaten Vereine werden. Diese privaten Hauskrankenpflegevereine werden durch den Dachverband „Hauskrankenpflege Vorarlberg" mit Sitz in Dornbirn gesteuert.

Das Land Vorarlberg gibt die sozial- und gesundheitspolitischen Ziele vor und unterstützt maßgeblich, zusammen mit den Gemeinden und Sozialversicherungsträgern, die Finanzierung.

5.3   Einsatz und Verteilung der finanziellen Mittel

Ende 2012 waren in Österreich 7810 Pflege- und Betreuungspersonen in mobilen Diensten beschäftigt. Österreichweit liegt die Versorgungsdichte bei 13,4 Personen pro 1000 Einwohnern ab 75 Jahre. Die adäquate Versorgung der Bevölkerung erfolgt nach dem Subsidiaritätsprinzip. Das bedeutet, dass Leistungen einer nächsthöheren Versorgungseinheit erst dann beansprucht werden, wenn sie auf der vorgelagerten Stufe nicht mehr erbracht werden können. Die Krankenanstalt ist die teuerste Stufe.

Die dem Gesundheitswesen zur Verfügung stehenden Ressourcen sind begrenzt, die Ansprüche steigen jedoch. Es ist daher Aufgabe, jedes vorhandene Mittel so einzusetzen, dass das Maß an Bedürfnisbefriedigung möglichst hoch ist. Dieses Handeln nennt man Wirtschaftsprinzip oder ökonomisches Prinzip.

Die soziale Krankenversicherung, die das Krankheitsrisiko von etwa 98 Prozent der Bevölkerung abdeckt, ist die wichtigste Finanzierungsquelle. Sie finanzierte im Jahr 2012 45 Prozent der Gesundheitsausgaben.

Die Ursachen für die Kostenausweitung sind mannigfaltig. Einige seien hier zusammenfassend dargestellt:

- Veränderung der Familienstrukturen
  - Auflösung der Großfamilie
  - Verstärkte Erwerbstätigkeit von Frauen
- Überalterung der Bevölkerung
  - Multimorbidität
  - Vermehrtes Auftreten von Komplikationen
  - Erleben von Erkrankungen

Grundsätzlich setzt sich die Kostendeckung der Hauskranken-pflege aus den Beitragen der Sozialversicherung, der Länder und/ oder Gemeinden und der Klienten zusammen. Wenn Anspruch auf Pflegegeld besteht, wird auch dieses zur Mitfinanzierung verwendet.

Länder und Gemeinden führen im Regelfall extramurale Dienste nicht selbst durch. Sie kooperieren mit privaten Anbietern und schließen dazu mit diesen entsprechende Verträge und Vereinbarungen. Diese Verträge sind länderspezifisch unterschiedlich und können für die einzelnen Anbieter auch verschiedene Konditionen vorsehen.

Die Finanzierung der Hauskrankenpflege in den Ländern der EU lässt grundsätzlich zwei Varianten erkennen:

a. Finanzierung aus öffentlichen Mitteln d. h. Steuergeldern
b. Finanzierung aus Mitteln der Sozialversicherung

5.4 Finanzielle Hilfen für Kunden und pflegende Angehörige

5.4.1 Pflegegeld

Das Pflegegeld gibt pflegebedürftigen Menschen die Möglich keit, sich die notwendige Betreuung und Hilfe zu sichern. Mit dem Pflegegeld werden pflegebedingte Mehraufwendungen pauschal abgegolten. Die Führung eines selbstbestimmten Lebens und die Abdeckung persönlicher Bedürfnisse sind dabei oberstes Ziel. Das Pflegegeld ist eine Pauschalaufwendung und somit nicht kostendeckend.

Pflegegeld kann bezogen werden, wenn folgende Voraussetzungen gegeben sind:

- Ständiger Betreuungs- und Hilfsbedarf wegen einer körperlichen, geistigen oder psychischen Behinderung bzw. einer Sinnesbehinderung, die voraussichtlich mindestens sechs Monate andauern wird
- Ständiger Pflegebedarf von monatlich mehr als 50 Stunden

◘ Tab. 5.1 Einstufung der Höhe des Pflegegeldes (Stand 1.1.2011)

Stufe	Höhe des monatlichen Pflege-geldes	Pflegebedarf von mehr als
1	EUR 154,20	60 Stunden
2	EUR 284,30	85 Stunden
3	EUR 442,90	120 Stunden
4	EUR 664,30	160 Stunden
5	EUR 902,30	180 Stunden *)
6	EUR 1260,00	180 Stunden *)
7	EUR 1655,80	180 Stunden *)

*) zusätzlich sind die im Folgenden genannten besonderen Voraussetzungen notwendig.

- Gewöhnlicher Aufenthalt in Österreich
- Vollendung des 3. Lebensjahres (in Härtefällen auch vorher)

Die Höhe des Pflegegeldes wird – je nach Ausmaß des erforderlichen Pflegebedarfs und unabhängig von der Ursache der Pflegebedürftigkeit – in sieben Stufen eingeteilt (◘ Tab. 5.1).
Besondere Voraussetzungen für die Stufen 5 bis 7:
- **Stufe 5:** Vorliegen eines außergewöhnlichen Pflegeaufwandes. Dieser liegt dann vor, wenn
  - die dauernde Bereitschaft – nicht aber die dauernde Anwesenheit – einer Pflegeperson oder
  - die regelmäßige Nachschau durch eine Pflegeperson in relativ kurzen, jedoch planbaren Zeitabständen erforderlich ist (mind. auch eine einmalige Nachschau in den Nachtstunden) oder
  - mehr als 5 Pflegeeinheiten, davon auch eine in den Nachtstunden, erforderlich sind.
- **Stufe 6:** Bei Tag und Nacht sind zeitlich nicht planbare Betreuungsmaßnahmen oder die dauernde Anwesenheit einer Pflegeperson wegen Eigen- oder Fremdgefährdung nötig.
- **Stufe 7:** Zielgerichtete Bewegungen der Arme und Beine mit funktioneller Umsetzung sind nicht möglich oder es liegt ein gleich zu achtender Zustand vor.

Pflegebedarf im Sinne der Pflegegeldgesetze liegt dann vor, wenn der Klient sowohl bei Betreuungsmaßnahmen als auch bei Hilfsverrichtungen Unterstützung braucht.
Betreuungsmaßnahmen sind all jene, die den persönlichen Bereich betreffen:

- Kochen
- Essen
- Medikamenteneinnahme
- An- und Auskleiden, Körperpflege
- Ausscheiden
- Fortbewegung innerhalb der Wohnung

Hilfsverrichtungen sind Tätigkeiten, die den sachlichen Lebensbereich betreffen. Für die Beurteilung des Pflegebedarfs können ausschließlich folgende Hilfsverrichtungen berücksichtigt werden:
- Besorgen von Nahrungsmitteln, Medikamenten und Bedarfsgütern des täglichen Lebens
- Reinigung der Wohnung und der persönlichen Gebrauchsgegenstände
- Pflege der Leib- und Bettwäsche
- Beheizung des Wohnraumes einschließlich der Herbeischaffung des Heizmaterials
- Mobilitätshilfe im weiteren Sinn (z. B. Begleitung bei Arztbesuchen oder Einkäufen)

Bei der Beurteilung des Pflegebedarfs werden Zeitwerte für die erforderlichen Betreuungsmaßnahmen und Hilfsverrichtungen berücksichtigt und zu einer Gesamtbeurteilung zusammengefasst.

Das Pflegegeld ist nicht einkommensabhängig, die Offenlegung des Privatvermögens ist nicht erforderlich. Die zweckmäßige Verwendung des Pflegegeldes durch die pflegegeldbeziehende Person wird fallweise überprüft. Das bedeutet jedoch nicht, dass professionelle Dienste in Anspruch genommen werden müssen. Es können auch Privatpersonen, welche im Sinne der Nachbarschaftshilfe handeln oder pflegende Angehörige Zuwendungen vom ausbezahlten Pflegegeld erhalten.

5.4.2 Unterstützung aus dem Unterstützungsfonds für Menschen mit Behinderungen

Ist eine nahe Angehörige, die einen pflegebedürftigen Menschen seit mindestens einem Jahr überwiegend pflegt und an der Erbringung der Pflegeleistung wegen Krankheit, Urlaub oder aus sonstigen wichtigen Gründen verhindert, kann aus dem Unterstützungsfonds für Menschen mit Behinderungen eine Zuwendung gemäß § 21a des Bundespflegegeldgesetzes gewährt werden, wenn

- die pflegebedürftige Person seit mindestens einem Jahr Anspruch auf Pflegegeld zumindest der Stufe 3 oder
- eine nachweislich demenziell erkrankte pflegebedürftige Person seit mindestens einem Jahr Anspruch auf Pflegegeld zumindest der Stufe 1 oder
- eine pflegebedürftige minderjährige Person seit mindestens einem Jahr Anspruch auf Pflegegeld zumindest der Stufe 1 gebührt.

Der Zuschuss soll als Beitrag zur Abdeckung der Kosten dienen, die im Falle der Verhinderung der Hauptpflegeperson für die Inanspruchnahme von professioneller oder privater Ersatzpflege anfallen.

5.4.3 Begünstigte Weiter- oder Selbstversicherung in der Pensionsversicherung

Personen, die aus der Erwerbstätigkeit ausscheiden, um einen nahen Angehörigen zu pflegen, können sich unter folgenden Voraussetzungen zu begünstigten Bedingungen in der Pensionsversicherung weiterversichern:
- Vorversicherungszeit wie bei der Weiterversicherung
- Pflege eines/einer nahen Angehörigen
- Pflege in häuslicher Umgebung
- Gänzliche Beanspruchung der Arbeitskraft durch die Pflege
- Anspruch auf Pflegegeld ab der Stufe 3

Die versicherte Person erwirbt kostenlos Versicherungszeiten.

Personen, die unter erheblicher Beanspruchung ihrer Arbeitskraft einen nahen Angehörigen pflegen, können sich zu begünstigten Bedingungen in der Pensionsversicherung selbstversichern. Vor Beginn der Selbstversicherung ist die ausgeübte Erwerbstätigkeit entsprechend zu reduzieren. Die Selbstversicherung ist für pflegende Angehörige auch möglich, wenn vorher noch keine Pflicht-, Selbst- oder Weiterversicherung in der Pensionsversicherung bestanden hat.

Voraussetzungen sind:

- Pflege eines/einer nahen Angehörigen
- Pflege in häuslicher Umgebung
- Wohnsitz im Inland

- Erhebliche Beanspruchung der Arbeitskraft durch die Pflege
- Anspruch auf Pflegegeld ab der Stufe 3

Auch hier besteht die Möglichkeit, kostenlos Versicherungszeiten zu erwerben.

Persönliche Notizen

Case- und Care-Management

Christine Fichtinger und Renate Rabl

C. Fichtinger, R. Rabl, *Arbeitsumfeld Hauskrankenpflege*,
DOI 10.1007/978-3-7091-1595-4_6, © Springer-Verlag Wien 2014

6.1   Entwicklung des Case- und Care-Managements

Schon Ende des 19. Jahrhunderts wurde der Begriff Case- und Care-Management in den USA gebräuchlich. Allerdings war damals die Koordination von sozialpflegerischen Diensten, die von Charity-Organisationen übernommen wurde, gemeint.

Erst um etwa 1940 fand Case- und Care-Management im medizinischen Bereich seinen Platz. Aufgrund steigender Kosten im angloamerikanischen Gesundheitswesen wurde von Politikern die Bedeutung von Case-Management wahrgenommen. Da sich die verantwortlichen Personen eine Kostenreduktion auf dem Gesundheitssektor erwarteten, wurde der Begriff rasch in den offiziellen Sprachgebrauch aufgenommen und dadurch anerkannt. Die Bezeichnung „Care-Management" existiert offiziell seit 1974.

Im europäischen Raum fand der Begriff „Case-Management" erst 1990 Eingang, auch hier mit dem Gedanken, Betroffene in die Versorgung miteinzubeziehen und eine Gleichmäßigkeit der Betreuung durch verschiedenste Berufsgruppen zu gewährleisten. Natürlich spielte auch hier die Kostenfrage eine große Rolle.

Das Case-Management hat sich von einer bloßen Verwaltung der Interessen zu einer gesamten Steuerung von Interessen und Gesundheitsressourcen der Klientel weiterentwickelt. Damit hat sich das Case-Management zu einer Methode entwickelt, die eine beständige, verlässliche und den Betroffenen miteinbeziehende Versorgung gewährleistet. Das Case-Management ist bemüht, auf jeden Einzelnen individuell einzugehen, sowie bedürfnis- und bedarfsorientiert zu begleiten. Daraus ist ersichtlich, dass die Tätigkeit einer Case-Managerin sehr anspruchsvoll ist und einer hohen Qualifikation bedarf, um den Anforderungen gewachsen zu sein.

Verwirrung herrscht um den Begriff „Care-Management", es gibt noch keine einheitliche Definition, sondern wird von den einzelnen Institutionen sehr unterschiedlich benutzt. Es finden sich Begriffe wie Care-Management, Managed-Care, Care-Co-ordination und Pflege- und Unterstützungsmanagement.

Ewers beschreibt den Begriff Care-Management folgendermaßen:

» Im Zentrum des Care-Managements steht die Koordination der Versorgung (care), z. B. in einer bestimmten Region oder für eine spezifische Bevölkerungsgruppe. Versorgungsbedürfnisse werden ermittelt und das Angebot der Leistungserbringer an diesen Bedürfnissen koordiniert. Ziel ist eine möglichst reibungslose und integrierte Organisation von Versorgungsleistungen, auf die im Einzelfall zurückgegriffen werden kann. (Ewers 2005)

Zwei zusammengeführte Systeme helfen im Bestreben, einen Einzelfall erfolgreich zu betreuen:
1. Individuelle Stärkung der Selbstverantwortung der betroffenen Person (case)
2. Zusammenführung von Sach- und Dienstleistungen durch zuständige Institutionen zu Gunsten der betreuten Person (care)

In beiden Systemen ergibt sich vielfältiger Handlungs-, Unterstützungs- und Steuerungsbedarf, welcher zur Förderung der notwendigen Betreuung möglichst effektiv gestaltet und untereinander vernetzt werden muss.

Die Aufarbeitung des Einzelfalles besteht aus folgenden Schritten:
- Beratung – Fallaufnahme und Assessment
- Planung – Zielvereinbarung und Planung der Hilfestellung
- Intervention – Durchführung, Leistungssteuerung
- Systemische Erfassung und Beobachtung (= Protokollierung)
- Beschreibung, Analyse und Bewertung von Prozessen (Evaluierung) und deren Optimierung

Zuerst wird die Gesamtsituation der jeweiligen Person bewertet und dann die notwendige Unterstützung, Betreuung und Pflege individuell auf die aktuelle Situation dieser abgestimmt. Allerdings bedarf es im jeweiligen Fall sowohl inhaltlich als auch zeitlich abgestimmten Vorgehens der kooperierenden Institutionen. Hier wäre aber auch die Politik gefragt, sie könnte durch entsprechende rechtliche Normen, wie diese Leistungen zu erbringen sind, die Umsetzung erleichtern.

In vielen Bereichen des Sozial- und Gesundheitswesens gewinnt das Case-Management immer mehr an Bedeutung. Mithilfe dieses Instruments können komplexe Probleme bearbeitet und personenbezogene Maßnahmen planmäßig koordiniert werden.

Im Detail gestalten sich die Aufgabenschwerpunkte des Case-Managements folgendermaßen:

- Optimierung der Prozesse zur Versorgung
- Strukturierte Bedarfserhebung
- Einbeziehung der Kunden und deren Angehörigen in die Prozesssteuerung

- Leistungssteuerung
- Organisation der internen Abläufe
- Koordination aller an der Versorgung beteiligten internen und externen Leistungsstellen
- Sicherstellung einer lückenlosen Dokumentation
- Laufende Qualitätsverbesserung

6.2 Aufgaben und Umsetzung des Entlassungsmanagements

Das Entlassungsmanagement ist eine stationsübergreifende Dienstleistung für Personen im Krankenhaus, deren zeitgerechte Planung der Entlassung aus der stationären Pflege sowie die nahtlose Übernahme von zu Betreuenden in die Hauskrankenpflege die Kernaufgaben sind. Es stehen nicht nur pflegerische Probleme im Vordergrund, sondern es werden dabei auch medizinische und soziale Fragestellungen thematisiert.

Der individuelle Pflege- und Betreuungsbedarf sowie das private Umfeld der zu betreuenden Person werden erhoben, damit bis zur Entlassung alle notwendigen Schritte eingeleitet werden können. Darunter sind z. B. bauliche Gegebenheiten (WC am Gang, Lift im Halbstock) oder Versorgungsmöglichkeiten (Ölofen, Holzofen, Infrastruktur) zu verstehen. Die Anleitung, Begleitung und Beratung des Laiensystems ist ein weiterer wesentlicher Schwerpunkt.

Folgende konkrete Ziele werden dabei verfolgt:
- Professionelle Beratung und Schnüren eines effizienten Versorgungspaketes
- Einsetzen der Versorgung nach der Krankenhausentlassung, im Idealfall nahtlos
- Lückenlose Übergabe der wesentlichen Daten und Fakten an den professionellen Dienstleistungsanbieter
- Vermeidung des Drehtüreffektes

Mit dem Drehtüreffekt wird das Phänomen beschrieben, wenn Klienten kurzfristig aus dem Krankenhaus entlassen werden und aufgrund der mangelhaften Vorbereitung der Entlassung medizinische und pflegerische Probleme auftreten. Es folgt eine weitere Krankenhausaufnahme innerhalb kürzester Zeit. Dieser Vorgang kann sich mehrmals wiederholen. Hier stellt sich dann sehr oft die Kostenfrage, da Krankenhausaufenthalte ungleich mehr kosten als die Betreuung im extramuralen Bereich. Wendt (1999) beschreibt diese Problematik ausführlich.

Jene über das Entlassungsmanagement Betreute, welche sich nicht mehr selbst ausreichend versorgen können und/oder einen hohen komplexen extramuralen Betreuungs- und Pflegebedarf haben, rücken besonders ins Blickfeld. Auch wenn der zu Betreuende bereits vor dem Krankenhausaufenthalt durch einen professionellen Dienstleistungsanbieter betreut wurde, kann sich der Bedarf nach der Spitalsentlassung sehr verändert haben und viele neue aktuelle, und daher noch ungelöste Fragen für die Klientel und/oder deren betreuenden Angehörigen aufwerfen. Es kann somit nicht vorausgesetzt werden, dass die zu versorgende Person das gesamte System der Betreuung bereits kennt und dieses nutzen kann.

Das Entlassungsmanagement nimmt Kontakt mit den verantwortlichen Personen der Station sowie dem betroffenen Patienten auf und bereitet folgende Leistungen im Detail vor:

- Information und Beratung von Patienten und Angehörigen in Bezug auf Betreuungs- und Pflegemöglichkeiten
- Einschätzung der Momentansituation in Bezug auf Stundenumfang und Art der notwendigen Leistungen
- Abklärung der Finanzierung der Betreuung und Pflege
- Konkrete Planung der Entlassung
- Organisation von diversen Hilfsmitteln
- Vernetzung mit einem professionellen Dienstleistungsanbieter
- Qualitätssichernde Maßnahmen wie z. B. Dokumentation und Evaluierung der Entlassung

Die Planung und Durchführung erfolgt nach den Grundsätzen des Pflegeprozessmodells und wird schriftlich festgehalten.

Etwa 80 % der Pflegegeldbeziehenden in Österreich werden von pflegenden Angehörigen, also Laien, daheim betreut und gepflegt. Somit läuft der größte Teil der Betreuungs- und Pflegearbeit im Verborgenen ab. Diese bedeutende Ressource muss besonders berücksichtigt, gestärkt und unterstützt werden. Man darf hier nämlich nicht vergessen, dass sich pflegende Angehörige in einer ungeplanten Ausnahmesituation befinden.

Wirft man einen Blick auf den Umfang der Anforderungen an die im Entlassungsmanagement tätigen Personen, so wird rasch klar, dass ein hohes Maß an Berufserfahrung und speziellem Wissen aus dem Bereich der Hauskrankenpflege Grundvoraussetzung ist. Daher wird diese komplexe Tätigkeit zumeist von erfahrenen diplomierten Gesundheits- und Krankenpflegepersonen durchgeführt.

6.3   Schnittstellen praktisch betrachtet

Die Beobachtungen und Erfahrungen des diplomierten Personals haben gezeigt, dass Spitalsentlassungen mit vielen Problemen behaftet sind. Um diese Problematik näher erläutern zu können, wird die Spitalsentlassung aus der Sicht der Klientel und der pflegenden Angehörigen anhand eines Beispiels in einer Grafik dargestellt (◘ Abb. 6.1).

Erklärung zu ◘ Abbildung 6.1.:

1. Die Station des jeweiligen Krankenhauses beschließt, den Klienten zu entlassen.
2. Ihm wird der Entlassungstermin durch den Arzt bekannt gegeben.
3. Die DGKP bereitet die Entlassung vor und führt das Entlassungsgespräch durch.
4. Die DGKP der Station informiert die Ambulanz über die bevorstehende Entlassung. Es wird ein Kontrolltermin für den Klienten vereinbart, dieser wird ihm mündlich mitgeteilt.
5. Der zuständige Arzt gibt die Krankengeschichte an die Ambulanz weiter.
6. Der Stationsarzt schickt dem Hausarzt in den nächsten Tagen einen Entlassungsbericht.
7. Der Stationsarzt übermittelt auch dem Facharzt die notwendigen Informationen innerhalb der nächsten Tage per Post oder per Mail.
8. Der Hausarzt nimmt mit dem behandelnden Facharzt telefonisch Kontakt auf, um die weitere Vorgangsweise abzusprechen.
9. Der Klient bzw. dessen Angehörige vereinbaren mit dem Labor einen Termin für die nächste Blutabnahme.
10. Desweiteren muss der Klient bzw. dessen Angehörige Termine für die verordnete Ergotherapie fixieren.
11. Da der Klient auch eine Pflegehilfe benötigt, wendet er sich telefonisch an das Beratungszentrum des FSW.
12. Der FSW beauftragt nach einem Hausbesuch einen Hauskrankenpflege-(HKP)-Betreiber (Vertragspartner des FSW) mit der Übernahme der notwendigen Betreuungsstunden.
13. Der HKP-Betreiber informiert die zuständige DGKP über den Neueinsatz.
14. Die DGKP nimmt telefonisch Kontakt mit dem Hausarzt auf, da der Klient einen Hausbesuch benötigt.
15. Sie nimmt auch telefonischen Kontakt mit dem Facharzt auf, um sich über die weitere Behandlung bzw. Therapie zu informieren.
16. Der Klient möchte sich bezüglich finanzieller Hilfen erkundigen. Zu diesem Zweck informiert die DGKP die zuständige Sozialarbeiterin.

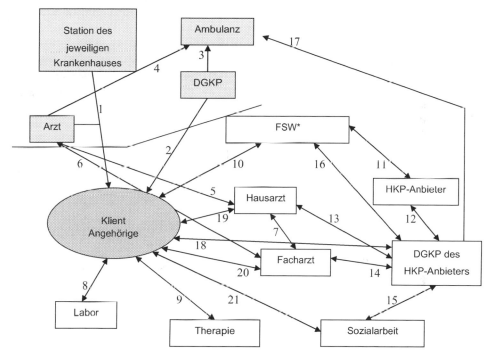

BEREICH KRANKENHAUS

*FSW steht für Fonds Soziales Wien

▣ **Abb. 6.1** Schematische Darstellung der Krankenhausentlassung am Beispiel Wien

17. Die DGKP informiert abschließend telefonisch den FSW über die Entwicklungen, gleichzeitig wird aufgrund des hohen Pflegeaufwandes eine Stundenerhöhung und ein Antrag auf Erhöhung des Pflegegeldes in die Wege geleitet. Dieser Antrag wird anschließend schriftlich zusammengefasst und an den FSW übermittelt.

18. Da der Klient seinen Kontrolltermin in der Ambulanz vergessen hat, muss die DGKP in der Ambulanz anrufen und nachfragen.

19. Die DGKP macht einen Hausbesuch und verbindet diesen mit der Pflegevisite. Sie informiert den Klienten über seine weiteren Termine und notiert diese in der Dokumentationsmappe.

20. Der Hausarzt absolviert einen Hausbesuch und ordnet eine Kontrolle beim Facharzt an.

21. Der Klient wird von seinen Angehörigen zur fachärztlichen Untersuchung begleitet. Nach der Kontrolluntersuchung wird dem Klienten mitgeteilt, dass die regelmäßigen Ambulanzkontrollen trotzdem notwendig sind.

22. Die Sozialarbeiterin ruft beim Klienten an und informiert ihn über die weitere Vorgangsweise in Bezug auf finanzielle Hilfen.

Dieses „Gewirr" von Kommunikations- und Beziehungskontakten lässt viele Schwachstellen im Schnittstellenbereich vermuten. Die Erfahrungen der oben genannten Berufsgruppen/ Personen bestätigten diese Vermutungen.

Für den Klienten sind diese Wege nicht mehr nachvollziehbar. Er wünscht sich rasch und unbürokratisch, seinen Bedürfnissen entsprechend versorgt zu werden. Er möchte umfassend, aber verständlich informiert werden und wünscht nur **eine** Ansprechperson. Die Vernetzung mit anderen Berufsgruppen bzw. anderen involvierten Personen setzt sie voraus.

Schnittstellen sind entstehende Transferpunkte zwischen Funktionsbereichen, Sparten, Personen oder Unternehmen. Das Schnittstellenmanagement versucht, die dadurch herbeigeführten Trennungen in der gemeinsamen Zielverfolgung zu überwinden.

Zur Erbringung von Leistungen im Bereich „Betreuung zuhause" ist die Zusammenarbeit mit verschiedensten Personen, Berufsgruppen und Institutionen unumgänglich. Dadurch ergeben sich Berührungspunkte zu anderen Kompetenz- bzw. Verantwortungsbereichen, deren Kenntnisse vorausgesetzt werden.

Folgende Problemzonen können bei der Entlassung der Klientel aus dem Krankenhaus generell beschrieben werden:

1. Problemzone: Krankenhaus

- Es fehlen womöglich wichtige Unterlagen/Befunde, welche die Krankenhausentlassung beschleunigen würden.
- Die Klientel wird kurzfristig aus dem Krankenhaus entlassen, wichtige Vorbereitungsarbeiten (z. B. Organisation von Hilfsmitteln) können deshalb nicht ausreichend stattfinden.
- Die Einschätzung des Hilfsmittelbedarfs ist fehlerhaft.
- Das Krankenhaus hat Probleme mit der formalen Abwicklung und kann deshalb die Leistung des HKP-Betreibers nur mangelhaft anfordern, dadurch sind Betreuungsbedürftige unterversorgt.
- Entlassungsbriefe/Befunde werden zeitverzögert an den Hausarzt geschickt.
- Zwischen Krankenhausentlassung und Betreuung zuhause können Lücken (z. B. Improvisation, bis die Hilfsmittel besorgt sind) entstehen, diese wiederum überfordern die pflegenden Angehörigen und die Klientel.

2. Problemzone: Trägerorganisationen

- Kurzfristige Spitalsentlassungen führen zu Problemen bei der Planung der Diensteinteilung der Trägerorganisation.

- Die Wunschzeiten der Betreuungsbedürftigen/Angehörigen können aus personellen Gründen nicht immer eingehalten werden.
- Die Nachtbetreuung ist nicht gewährleistet.

3. **Problemzone: Klientel**
- Die Klienten verweigern fallweise Hilfsmittel bzw. bestimmte Leistungen/Therapien.
- Die Vorstellungen des Klienten decken sich nicht immer mit dem Angebot des HKP-Anbieters (Fachpflege versus Laienpflege).
- Der Klient hat finanzielle Probleme.
- Der Klient wartet auf einen Langzeitpflegeplatz, der Pflegeaufwand ist dadurch sehr hoch (z. B. Nachtbetreuung ist nicht gewährleistet).

4. **Problemzone: pflegende Angehörige**
- Die Angehörigen sind mit der Pflege täglich 24 Stunden betraut.
- Fachpflege versus Laienpflege.
- Durch die ständige Anwesenheit kann das Problem der Isolation entstehen.
- Pflegende Angehörige brauchen womöglich selbst Unterstützung (z. B. 80-jährige Frau pflegt 86-jährigen Mann).
- Es besteht die Gefahr, dass pflegende Angehörige sowohl psychisch als auch physisch überfordert werden (z. B. zu viele Ressourcen/Handlungen werden vorausgesetzt).
- Oftmals bestehen starke emotionale Bindungen der pflegenden Angehörigen an die Betreuungsbedürftigen.

5. **Problemzone: Hausärztin**
- Kurzfristige Hausbesuche sind evtl. nicht möglich.
- Dem Hausarzt liegen fallweise zeitverzögert Befunde bzw. der Spitalsbrief vom Krankenhaus vor.
- Der Hausbesuch ist zeitlich sehr schwer zu koordinieren (z. B. Hausarzt meldet seinen Besuch zwischen 9.00 und 12.00 Uhr an – wann soll dann die Pflegefachkraft in die Wohnung kommen?)
- Der Hausarzt gibt womöglich mangelhafte schriftliche Anordnungen weiter, wenn die DGKP beim Hausbesuch nicht vor Ort ist.

6. **Problemzone: Fachärzte**
- Die Fachärzte sind oftmals nicht in der Lage, Hausbesuche durchzuführen.
- Der Facharzt erhält den Spitalsbericht des Klienten fallweise zeitverzögert.
- Die Kommunikation zwischen Facharzt und Hausarzt ist nicht selbstverständlich.

- Der Klient wartet womöglich längere Zeit auf einen Facharzttermin.

7. **Problemzone: Therapeutin**

- Es gibt nur eine beschränkte Anzahl von Therapeutinnen, welche einen Hausbesuch machen.
- Der Hausbesuch ist für den Klienten womöglich mit erhöhten Kosten verbunden.
- Die Wartezeiten bis Therapiebeginn sind erfahrungsgemäß länger.

Schnittstellen haben Einfluss auf Zeit, Kosten und Qualität. In diesen drei Kategorien können sich folgende spezifische Probleme ergeben:

- Zeit:
  - Lange Durchlaufzeiten
  - Nicht wertschöpfende Tätigkeiten
  - Verlängerte Entscheidungsprozesse
  - Kommunikationsstörungen
  - Doppelarbeiten
  - Unproduktive Zeiten
- Kosten:
  - Aufgrund von Zeitproblemen entstehen erhöhte Kosten
- Qualität:
  - Qualitätseinbußen durch externe Schnittstellen
  - Unterschiedliche Auffassungen führen zu unterschiedlicher Qualität

Um die Störungsanfälligkeit der Kommunikationswege in den Griff zu bekommen, muss daher die Vorgangsweise neu überdacht werden.

Folgende **Lösungsansätze** werden konkret in Betracht gezogen:

a) Case-Management

Die Koordination der Schnittstellen durch das Case-Management reguliert den Informationsfluss, reduziert die Schnittstellen und führt dadurch zur bestmöglichen Lösung für den Klienten. Bei einer Entlassung aus dem Krankenhaus kann sich beim Einsatz des Case-Managements das in ◘ Abb. 6.2 gezeigte Bild ergeben.

Erklärung zu ◘ Abbildung 6.2.:

1. Das Case-Management sammelt alle Informationen aus dem Krankenhaus und leitet diese an den Klienten weiter. Termine und Therapien werden koordiniert.
2. Der Klient wird beim ersten Hausbesuch umfassend informiert, die Termine werden schriftlich festgehalten.
3. Der Hausarzt wird von der Case-Managerin über die Entlassung des Klienten telefonisch informiert.

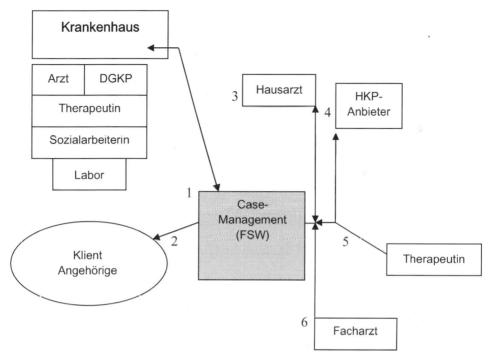

◘ Abb. 6.2 Schematische Darstellung der Krankenhausentlassung beim Einsatz des Case-Managements (bezogen auf den Wiener Raum)

4. Der HPK-Anbieter wird telefonisch über die Entlassung des Klienten informiert. Der FSW beauftragt nach einem Hausbesuch einen HKP-Anbieter mit der Übernahme der notwendigen Betreuungsstunden.
5. Das Case-Management vereinbart die Termine für die verordnete physikalische Therapie.
6. Der Facharzt wird telefonisch über die Entlassung des Klienten informiert, ein Kontrolltermin wird vereinbart. Die Case-Managerin teilt den Termin telefonisch mit, beim nächsten Hausbesuch wird dieser auch schriftlich festgehalten.

Das Case-Management ist die Informationsdrehscheibe für die Klientel, bei Unklarheiten kann sich diese an **einen** Ansprechpartner wenden.

a) Care-Management

Die Betreuung zuhause wird vom Care-Management koordiniert. Das Care-Management koordiniert jene Schnittstellen, welche die Klientel unmittelbar in der Betreuung zuhause betreffen.

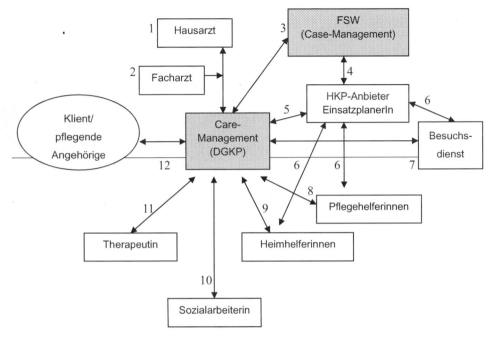

□ **Abb. 6.3** Schematische Darstellung der Betreuung zuhause am Beispiel Wien

In der Betreuung zuhause würde sich im Vergleich zu
□ Abb. 6.1 das in □ Abb. 6.3 gezeigte Bild ergeben.
Erklärung zu □ Abbildung 6.3.:
1. Das Care-Management informiert telefonisch den Hausarzt über die Spitalsentlassung und vereinbart einen Termin für einen Hausbesuch.
2. Die weitere Therapie wird mit dem Hausarzt und dem Facharzt abgesprochen.
3. Der FSW legt nach einem Hausbesuch beim Klienten den Betreuungsbedarf fest.
4. Der FSW teilt dann schriftlich den festgestellten Bedarf dem HKP-Anbieter mit.
5. Die Einsatzplanung informiert das Care-Management regelmäßig über die neuen Einsätze.
6. Die Berufsgruppen (Heimhilfe, Pflegehilfe, Besuchsdienst) werden von der zuständigen Einsatzplanung koordiniert.
7. Da das Care-Management die fachliche Aufsicht über die Heimhilfe, Pflegehilfe und den Besuchsdienst hat, hält es telefonischen und persönlichen Kontakt zu den jeweiligen Berufsgruppen.
8. Wenn für den Klienten noch Fragen in Bezug auf finanzielle Unterstützungen offen sind, nimmt das Care-Management mit der Sozialarbeiterin Kontakt auf.

9. Anschließend werden die Klienten und deren Angehörige umfassend über die bevorstehenden Maßnahmen und Termine informiert.

Wie in ◻ Abb. 6.3 dargestellt, ist die Vernetzung von Case- und Care-Management deutlich zu erkennen. Case- und Care-Management ist in der Betreuung zuhause aber nicht immer klar zu trennen. In das Care-Management fließen Anteile des Case-Managements (z. B. Kontakte mit der Hausärztin, Stundenerhöhungen, Beantragung der Pflegegelderhöhung), aber auch umgekehrt, ein.

Für die Klienten bedeutet dies mehr Transparenz und daher ergeben sich in Summe gesehen **zwei Ansprechpartnerinnen** (auf das Beispiel Wien bezogen), nämlich das Case-Management vom sozialen Stützpunkt und das Care-Management der Trägerorganisation. Wie zuvor schon erwähnt, wird aber im Allgemeinen nur mehr der Begriff Case-Management verwendet.

Die erhöhte Kooperationsbereitschaft der Klienten bzw. deren pflegenden Angehörigen ist eine Folge des verbesserten und vereinfachten Informationsflusses. Die Betreuung zuhause gestaltet sich effizienter, dadurch kann die betreute Person als ganzheitliches Individuum wahrgenommen werden.

6.3.1 Auswirkungen des Case-Managements auf die Praxis

Eine Untersuchung der Pflegepraxis soll die Auswirkungen des Case-Managements verdeutlichen. Ein professioneller Hauskrankenpflegeanbieter in Wien gab den Anstoß zu einer Untersuchung dieses brisanten Themas. Die Ergebnisse dieser Untersuchung sollten Antworten auf folgende Fragestellungen liefern:

- Führt Case- und Care-Management zu einer verbesserten Betreuungs- und Pflegesituation im häuslichen Bereich?
- Kann Case- und Care-Management zur Reduktion von Krankenhaushausaufenthalten bei neurologischen Langzeitpatienten beitragen?

Auch die betreuenden Angehörigen wurden in die Untersuchung miteinbezogen.

Für die Untersuchung wurden zwei Gruppen zu je 35 Personen ausgewählt, deren Krankheitsbilder nahezu identisch waren. Es handelte sich dabei um neurologische Krankheitsfälle, welche im Regelfall eine Langzeitbetreuung zur Folge haben. Der Untersuchungszeitraum betrug 4 Monate.

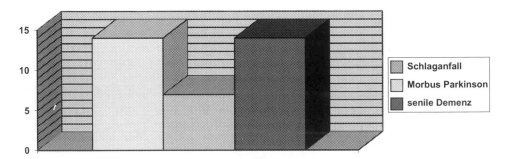

□ **Abb. 6.4** Neurologische Krankheitsbilder in Gruppe A

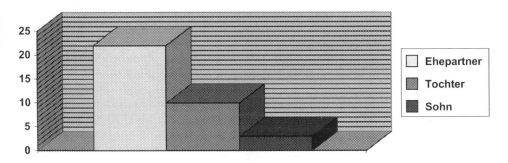

□ **Abb. 6.5** Verteilung der pflegenden Angehörigen in Gruppe A

■ **Gruppe A**

Gruppe A wurde völlig unvorbereitet aus dem Krankenhaus entlassen. (Aus berufsethischen Gründen sei hier angemerkt, dass die Klienten nicht absichtlich unversorgt entlassen wurden. Es wurden im Rahmen der Neuzugänge eines professionellen HKP-Anbieters die unvorbereitet entlassenen Klienten herausgefiltert und gesondert betrachtet.) Das bedeutete, weder der HKP-Anbieter noch die zu Betreuenden oder deren Angehörige waren informiert und daher auch nicht in der Lage, Vorbereitungen welcher Art auch immer, zu treffen. Erst nach der Entlassung der zu betreuenden Personen konnten diese selbst als auch deren Angehörige und/oder Hausärzte Kontakt mit dem FSW aufnehmen. Das bedeutete natürlich eine massive Verzögerung im Ablauf der Organisation von Betreuung und Behelfen jedweder Art, die Betreute und Betreuende unterstützen bzw. eine Erleichterung bringen konnten.

Gruppe A bestand aus 21 weiblichen und 14 männlichen zu betreuenden Personen. Das Durchschnittsalter betrug 84,3 Jahre, es traten die in □ Abb. 6.4 gezeigten neurologischen Krankheitsbilder auf.

Alle Personen wurden von pflegenden Angehörigen betreut, deren Verteilung in □ Abb. 6.5 dargestellt wird.

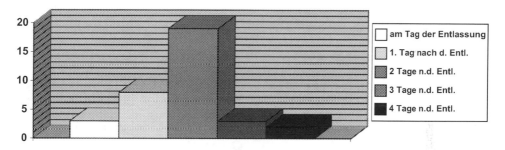

■ **Abb. 6.6** 1. Hausbesuch nach der ungeplanten Entlassung in Gruppe A

Gruppe A

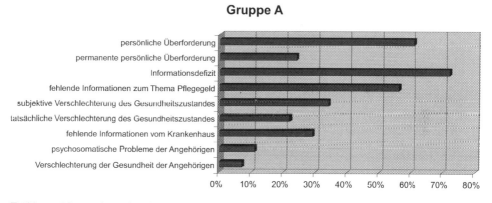

■ **Abb. 6.7** Pflegerische und medizinische Probleme in Gruppe A

Nach der ungeplanten Entlassung erfolgte der 1. Hausbesuch eines HKP-Anbieters an den in ■ Abb. 6.6 gezeigten Tagen.

Folge war daher eine Reihe von pflegerischen und medizinischen Problemen ■ Abb. 6.7.

- 61 % der Angehörigen klagten teilweise über persönliche Überforderung. (Zusätzlich ergab die Untersuchung, dass die Überforderung aus den unterschiedlichen Anforderungen an den pflegenden Angehörigen entstand – der pflegende Angehörige in der Rolle als Ehepartner, Kind, als Pflegeperson oder auch zuständig für Therapien. 98 % der pflegenden Angehörigen waren Laien und hatten keinerlei berufliche oder persönliche Vorerfahrung.)
- 24 % der Angehörigen klagten über permanente persönliche Überforderung.
- 72 % der Angehörigen wussten nicht, wo sie weitere Informationen erhalten.
- 56 % der Angehörigen wussten über die Einreichung des Pflegegeldes nicht Bescheid.
- 34 % der Angehörigen klagten über eine subjektive Verschlechterung des Gesundheitszustandes der Betreuten.

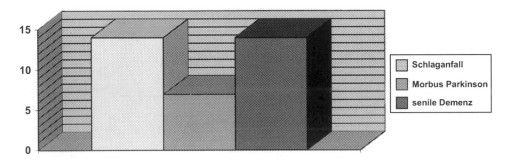

❑ **Abb. 6.8** Neurologische Krankheitsbilder in Gruppe B

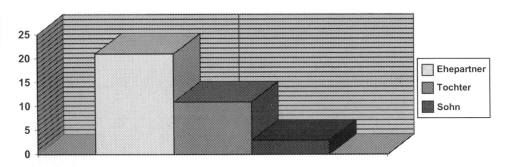

❑ **Abb. 6.9** Verteilung der pflegenden Angehörigen in Gruppe B

▬ 22 % der Betreuten hatten tatsächlich eine Verschlechterung ihres Gesundheitszustandes, davon mussten 39 %
innerhalb von zwei Tage nach der Entlassung wieder
stationär aufgenommen werden.
▬ 29 % der Betreuten bzw. deren Angehörigen konnten sich
nicht mehr an alle mündlichen Anweisungen des Krankenhauses erinnern.
▬ 11 % der Angehörigen klagten über psychosomatische
Probleme, wie z. B. Schlaflosigkeit.
▬ 7 % der Angehörigen berichteten über eine Verschlechterung des eigenen Gesundheitszustandes, davon mussten
2 % kurzfristig stationär aufgenommen werden.

■ **Gruppe B**
Gruppe B hingegen wurde gut vorbereitet aus dem Krankenhaus entlassen, d. h., diese Personen und deren Angehörige
wurden bereits 2–3 Tage vor der Entlassung einem HKP-Anbieter zugeführt. Das zuständige Case-Management konnte
mit der Organisation der Betreuung in Zusammenarbeit mit
dem Krankenhaus und den behandelnden Ärzten 2–3 Tage vor
der tatsächlichen Entlassung beginnen.
Gruppe B bestand aus 20 weiblichen und 15 männlichen
zu betreuenden Personen. Das Durchschnittsalter betrug

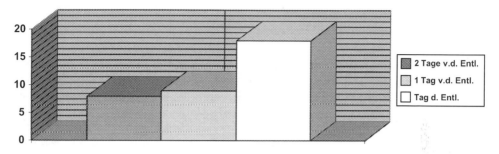

Abb. 6.10 1. Hausbesuch nach der ungeplanten Entlassung in Gruppe A

Gruppe B

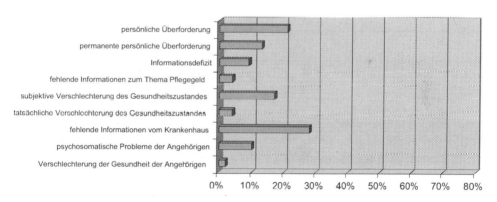

Abb. 6.11 Pflegerische und medizinische Probleme in Gruppe B

84,5 Jahre, es traten die in ■ Abb. 6.8 dargestellten neurologischen Krankheitsbilder auf.

Alle Personen wurden von pflegenden Angehörigen betreut, deren Verteilung sich wie in ■ Abb. 6.9 dargestellt gestaltete.

Aufgrund der geplanten Entlassung erfolgte der erste Hausbesuch bzw. die erste Kontaktaufnahme des HKP-Anbieters wie in ■ Abb. 6.10 gezeigt.

Dadurch war es dem zuständigen Case-Management möglich, in Zusammenarbeit mit den betreuenden Angehörigen, erste Daten zu sammeln um die Betreuung und Pflege in die Wege zu leiten. Die häufigsten pflegerischen und medizinischen Probleme werden in ■ Abb. 6.11 aufgeführt.

- 21 % der Angehörigen klagten teilweise über persönliche Überforderung.
- 13 % der Angehörigen klagten über permanente persönliche Überforderung.
- 9 % der Angehörigen wussten nicht, wo sie weitere Informationen erhalten.

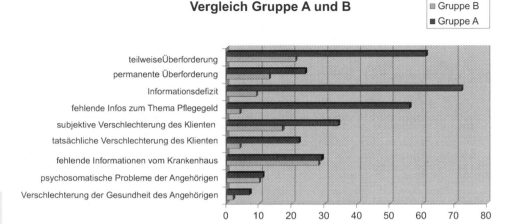

Abb. 6.12 Vergleich von Gruppe A und B Gruppe

- 4 % der Angehörigen wussten über die Einreichung des Pflegegeldes nicht Bescheid.
- 17 % der Angehörigen klagten über eine subjektive Verschlechterung des Gesundheitszustandes des Klienten.
- 4 % der Betreuten hatten tatsächlich eine Verschlechterung ihres Gesundheitszustandes, daher mussten 3 % von ihnen kurzfristig wieder stationär aufgenommen werden.
- 28 % konnten sich nicht mehr an alle mündlichen Anweisungen des Krankenhauses erinnern.
- 10 % der Angehörigen klagten über psychosomatische Probleme, wie z. B. Schlaflosigkeit.
- 2 % der Angehörigen berichteten über eine Verschlechterung des eigenen Gesundheitszustandes, davon musste niemand kurzfristig stationär aufgenommen werden, eine hausärztliche Betreuung reichte aus.

Abb. 6.12 zeigt einen Vergleich der Angaben von Gruppe A und B.

Dieser Vergleich zeigt sehr gut auf, dass die Koordination durch eine professionelle Fachkraft rasch zu sichtbaren Verbesserungen für die Betreuenden als auch deren Angehörigen führt.

- **Abbruch der Gruppe A**

Aus berufsethischen Gründen wurde Gruppe A unverzüglich dem Case- und Care-Management zugeführt, um weitere Folgeprobleme zu vermeiden. Dies war auch der Grund, warum Gruppe A nach 21 Tagen nicht mehr befragt wurde.

Gruppe B nach 21 Tagen

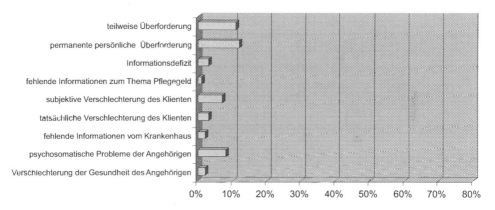

■ Befragung der Gruppe B nach 21 Tagen

Die Angehörigen der Gruppe B wurden nach 21 Tagen nochmals befragt (■ Abb. 6.13).

- 11 % der Angehörigen klagten teilweise über eine persönliche Überforderung, im Speziellen in der Nacht.
- 12 % der Angehörigen klagten über eine permanente Überforderung, im Speziellen in der Nacht.
- 3 % der Angehörigen wussten nicht, wo sie weitere Informationen erhalten.
- 1 % der Angehörigen wusste über die Einreichung des Pflegegeldes nicht Bescheid.
- 7 % der Angehörigen klagten über eine subjektive Verschlechterung des Gesundheitszustandes der zu pflegenden Person.
- 3 % der zu pflegenden Personen hatten tatsächlich eine Verschlechterung ihres Gesundheitszustandes, davon mussten 3 % kurzfristig stationär aufgenommen werden.
- 2 % hatten die Anweisungen des Pflegepersonals und des Krankenhauses nicht verstanden, obwohl diese schriftlich hinterlegt wurden.
- 8 % der Angehörigen klagten über psychosomatische Probleme, wie z. B. Schlaflosigkeit.
- 2 % der Angehörigen berichteten über eine Verschlechterung des eigenen Gesundheitszustandes, davon musste niemand kurzfristig stationär aufgenommen werden, eine hausärztliche Betreuung reichte aus.

Die genauere Betrachtung der beiden Gruppen zeigt, dass durch gezielten Informationsfluss sowie professionell geplante

Koordination der Pflege- und Betreuungsarbeit die objektive und subjektive Gesundheit der Betreuten und deren Angehörigen gehoben werden. Durch diese koordinierte Vorgangsweise könnten Kosten gesenkt werden, da Doppelarbeiten entfallen, unproduktive Zeiten vermieden und gehäufte Spitalsaufenthalte abgewendet werden. Es kommt seltener zum „Drehtüreffekt". Dies setzt aber die Kooperationsbereitschaft von Krankenhäusern voraus.

Umfassende Schulungen, sowie Aufklärungsarbeit könnten mehr Bewusstsein für dieses Thema erzeugen, damit sich aus einem Modellprojekt ein flächendeckendes Versorgungsnetz entwickeln kann. Viele positive Entwicklungsschritte konnten bereits erarbeitet und umgesetzt werden.

Persönliche Notizen

Basishygiene im häuslichen Bereich

Christine Fichtinger und Renate Rabl

C. Fichtinger, R. Rabl, *Arbeitsumfeld Hauskrankenpflege*,
DOI 10.1007/978-3-7091-1595-4_7, © Springer-Verlag Wien 2014

Um die Gefahr infektionsbedingter Erkrankungen im häuslichen Umfeld einer betreuten Person möglichst gering zu halten, ist es wichtig, Hygienestandards anzuwenden. Auch von allen im gleichen Haushalt wohnenden oder besuchenden Personen, unabhängig davon, ob sie in die Pflege der betreuten Person miteinbezogen sind. Die einfühlsame Beratung und Einschulung der Kunden und deren Angehörigen unter Berücksichtigung der persönlichen Lebensumstände stehen im Vordergrund. Die behandelnden Ärzte unterstützen sowohl das Betreuungs- und Pflegepersonal sowie die Kunden und Angehörigen bei der Umsetzung. Deren Empfehlungen und Ratschläge gewissenhaft angewandt, helfen Infektionen vorzubeugen und tragen damit zum Wohlbefinden der betreuten Person bei.

Das **persönliche Erscheinungsbild** des Fachpersonals ist ein wesentlicher Beitrag zur Basishygiene. Dazu zählen:

- Tragen der Dienstkleidung
- Gepflegte Hände und kurze Fingernägel, keine Kunstnägel
- Gepflegte Haare, nötigenfalls zu einem Zopf zusammengebunden oder hochgesteckt
- Keine Ringe, Armbänder, lange Ketten und Ohrringe
- Ausreichendes Mitführen von Einmalhandschuhen, Einmalschürzen und einem Händedesinfektionsmittel
- Mitführen von Hausschuhen mit rutschfester Sohle

Ein gepflegtes äußeres Erscheinungsbild vermittelt, wenn auch subjektiv, eine gewisse Auffassung von Körperhygiene und Kompetenz.

7.1   Hygiene im gesamten Wohnbereich

In einem privaten Haushalt genügen zur routinemäßigen, gründlichen Reinigung Wasser und ein handelsüblicher Haushaltsreiniger, um einer eventuellen Verbreitung von Krankheitserregern vorzubeugen. Der Einsatz von einem Desinfektionsmittel ist, wenn es von ärztlicher Seite nicht angeordnet ist, nicht erforderlich. Ganz im Gegenteil, Hygieneexperten warnen vor der heutzutage zu häufigen Anwendung solcher Mittel. Es ist zu beobachten, dass es dadurch verstärkt zur Schwächung des Immunsystems und zu Allergien kommen kann.

Wie oft es des Reinigungsrituals bedarf, hängt von der Intensität der Nutzung der Wohnung durch die zu betreuende Person ab. Daraus ergibt sich die Häufigkeit der Nass- oder Trockenreinigung wie etwa Staubwischen.

Einer konsequenten, regelmäßigen Reinigung bedarf es in folgenden Bereichen:

- ⁂ **Badezimmer:** Waschbecken, Badewanne/Dusche, Halte-
  griffe, Fliesenboden und -wände
- ⁂ **WC:** WC-Schüssel, Toilettenbrille, Haltegriffe, Fliesenbo-
  den und -wände
- ⁂ **Küche:** Küchengeräte nach Gebrauch, Koch- und
  Essgeschirr, Arbeitsflächen, Kochstelle, Kühlschrank,
  Kühltruhe, Küchenschränke innen und außen, Fliesen,
  Küchenboden
- ⁂ **Wohn- und Schlafzimmer:** Staubwischen, Möbelpflege,
  Bodenpflege, Wäschepflege
- ⁂ **Anschließende Versorgung der Reinigungsutensilien:**
  Schwamm-, Wisch- und Geschirrtücher sowie Wisch-
  mobs nach Gebrauch bei zumindest 60 °C in der Wasch-
  maschine waschen bzw. bei Bedarf gänzlich erneuern

7.2 Anwendung von Flächendesinfektionsmitteln

In besonderen Fällen ist bei bestehenden Infektionskrankheiten der Einsatz von Flächendesinfektionsmitteln erforderlich,
welche vom Arzt angeordnet werden. Sämtliche Flächendesin-
fektionsmaßnahmen werden mit Einmalschürze und Einmalhandschuhen durchgeführt. (Dabei ist anzumerken, dass das
Händedesinfektionsmittel, welches das Fachpersonal bei sich
hat, zur Flächendesinfektion völlig ungeeignet ist.) Die exakte
Zubereitung der Lösung laut Anleitung sowie die Hinweise laut
Packungsbeilage sind einzuhalten.

Allgemein ist festzustellen, dass es bei der Anwendung
eines Desinfektionsmittels durch die dabei entstehenden
Dämpfe zur Geruchsbelästigung, aber auch zu Kopfschmerzen,
Übelkeit und Erbrechen kommen kann. Daher ist während
und auch im Anschluss der Durchführung der Desinfektions-
maßnahmen für ausreichende Belüftung der Räumlichkeiten
zu sorgen. Klienten und deren Angehörige werden über die
Entzündlichkeit der Dämpfe informiert, das Rauchen bzw. das
Entzünden einer Flamme muss deshalb unterlassen werden.

7.3 Händehygiene

Hände können sehr viel Gutes tun, aber auch unwissentlich
und ungewollt sehr viel Unheil anrichten. In der Hauskrankenpflege geschehen täglich eine Reihe von Hygienefehlern,
oftmals aus Unwissenheit und manchmal auch deshalb, weil
z. B. die zu betreuende Person nicht mit Einmalhandschuhen
gepflegt werden möchte. Die Übertragung von Krankheitserre-

gern auf die Betreuungsperson bzw. auf nachfolgende Kunden ist die Folge.

Konsequente Händehygiene dient zur Verhütung sogenannter Kontaktinfektionen. Bei dieser werden Krankheitserreger vorwiegend über Hände übertragen. Die Händehygiene dient daher beiden Seiten, den zu Pflegenden ebenso wie den Betreuenden.

Erste Voraussetzungen sind kurz geschnittene, unlackierte Fingernägel und gepflegte Haut. Unter langen Fingernägeln setzen sich sehr leicht Krankheitserreger ab, welche durch das Händedesinfektionsmittel nicht ausreichend erreicht werden. Nagellack splittert fein ab, Mikrorisse entstehen, Krankheitserreger lagern sich ab. Eine besondere Gefahr sind Acrylfingernägel. Es ist wissenschaftlich erwiesen, dass das Händedesinfektionsmittel auf Acrylfingernägeln abperlt und dadurch der Desinfektionseffekt ausbleibt. Dies birgt ein enormes hygienisches Risiko sowohl für die Fachkraft als auch für die zu Betreuenden.

Rissige Haut an den Händen, etwa durch Gartenarbeit oder oftmaliges Hände waschen, sind eine wesentliche Eintrittspforte für Krankheitserreger. Das regelmäßige Eincremen ist deshalb unerlässlich.

Die einfachste Möglichkeit der Händehygiene ist das **Waschen der Hände** mit Wasser und Seife, wobei aus hygienischen Gründen Flüssigseife der Kompaktseife vorzuziehen ist. Da Flüssigseife und Einweghandtücher in den Haushalten nicht immer vorrätig sind, ist es empfehlenswert, stets genügend Arbeitsmaterial mitzuführen.

Durch Hände waschen wird die Keimzahl auf der Oberfläche der Hände stark reduziert, jedoch können dadurch Übertragungen nicht ganz verhindert werden. Angebotene Gemeinschaftshandtücher der Klientel sind aus hygienischer Sicht abzulehnen.

> **Hände waschen** erfolgt:
> ▬ vor dem Umgang mit Lebensmitteln,
> ▬ nach Reinigungsarbeiten,
> ▬ vor und nach körpernahen Tätigkeiten,
> ▬ nach dem Besuch der Toilette.

Um vorhandene Krankheitserreger zur Gänze zu entfernen, ist eine **hygienische Händedesinfektion** notwendig. Vor der Händedesinfektion werden gröbere Verschmutzungen mit Zellstoff oder mit einem mit desinfektionsmittelgetränkten Einmaltuch entfernt.

Bei der hygienischen Händedesinfektion werden etwa 5 ml eines alkoholhaltigen Präparats unverdünnt über mindestens 30 Sekunden in die Hände eingerieben. (Das Einreibeverfahren wurde von Ignaz Semmelweiß (1818-1865) entwickelt und behält bis heute seine Gültigkeit. Zu seiner Zeit wurde jedoch Chlorkalk verwendet, welcher sehr hautschädigend war und deshalb auch abgelehnt wurde.) Die Krankheitserreger werden dabei abgetötet und können dann bei Bedarf mit Seife und Wasser abgewaschen werden.

Die hygienische Händedesinfektion erfolgt:
- sowohl zu Beginn als auch am Ende des Einsatzes,
- vor und nach pflegerischen Handlungen,
- bei sichtbarer Verschmutzung der Hände,
- nach Kontakt mit Ausscheidungen oder Körperflüssigkeiten,
- nach der Betreuung von Haustieren,
- nach dem Kontakt mit kontaminierten Flächen,
- nach dem Kontakt mit Abfällen,
- nach dem Kontakt mit beschmutzter Wäsche,
- nach dem Besuch der Toilette.

Bei Bedarf werden nach der hygienischen Händedesinfektion **Einmalhandschuhe** verwendet:
- im Rahmen der Körperpflege,
- beim Hantieren mit der Zahnprothese,
- beim Wechsel von Inkontinenzmaterial,
- bei absehbarem Kontakt mit Ausscheidungen, Körperflüssigkeiten und Sekreten,
- bei der Versorgung des Dauerkatheters/Harnbeutels/Stomabeutels,
- beim Verbandswechsel,
- bei Kontakt mit infektiösem Material und kontaminierten Oberflächen,
- bei Reinigungsarbeiten,
- beim Hantieren mit benutzten Wäschestücken wie z. B. Sortieren der Schmutzwäsche,
- beim Hantieren mit Sonden, Kathetern und Drainagen.

Gebrauchte Einmalhandschuhe werden direkt in den Hausmüll abgeworfen. Aus Gründen des Umweltschutzes und der Müllvermeidung soll der Gebrauch von Einmalhandschuhen sparsam aber effizient erfolgen.

Einmalschürzen schützen die Dienstkleidung vor Beschmutzung, diese werden getragen bei:

- der Körperpflege,
- Kontakt mit Ausscheidungen, Körperflüssigkeiten und Sekreten,
- beim Verbandwechsel,
- bei infektiösen Kunden,
- bei Reinigungsarbeiten,
- bei der Versorgung von Haustieren.

Generell ist zu beachten, dass zuerst die Einmalhandschuhe und zuletzt die Einmalschürze ausgezogen werden. Das gebrauchte Material wird sofort in den Restmüll abgeworfen.

7.4   Wäschehygiene

Die Versorgung der persönlichen Wäsche hängt sehr stark von den persönlichen Ritualen und Gewohnheiten der Kunde ab. So gibt es fallweise Auffassungsunterschiede, wann z. B. Handtücher oder die Bettwäsche gewechselt werden sollten. Die Berücksichtigung des persönlichen Empfindens, der vorhandene Wäschevorrat sowie die Möglichkeiten der Wäschepflege vor Ort nehmen Einfluss auf die Wäschehygiene. Einfühlsame Gespräche und fundierte, klientengerechte Beratung stehen dabei im Vordergrund.

In Abhängigkeit vom Grad der Verschmutzung sollte der Wäschewechsel gemeinsam mit der Kunde geplant und durchgeführt werden bei:

- Verschmutzungen mit Ausscheidungen oder Speiseresten,
- erhöhter Schweißbildung,
- der täglichen Körperpflege (zumindest die Unterwäsche).

Waschlappen, Hand- und Badetücher können, wenn keine nennenswerte Beschmutzung oder infektiöse Erkrankung vorliegt, mehrmals verwendet werden. Aus hygienischen Gründen ist jedoch zu beachten, dass zumindest zwei Handtücher und zwei Waschlappen zur Verfügung stehen und diese auch nach dem Gebrauch zum Trocknen aufgehängt werden. Der Wechsel erfolgt dann in Absprache mit den zu betreuenden Personen.

Beim Sortieren der Wäsche und Beladen der Waschmaschine ist das Tragen von Einmalhandschuhen und Einmalschürze für das Fachpersonal generell zu empfehlen, oftmals ist der Grad der Verschmutzung durch kurzen Blickkontakt nicht sofort ersichtlich.

Ansonsten sollten Hand- und Badetücher, Waschlappen sowie Bett- und Unterwäsche bei 60 °C gewaschen werden.

Die Häufigkeit des Wäschewaschens ergibt sich nach dem Verbrauch und Vorhandensein von Wäschevorräten. Wenn die Wäsche mit Urin, Stuhl oder Blut verunreinigt wurde, ist die Reinigung bei 90 °C angebracht. Dabei ist aber zu beachten, dass anhaftende Stuhlreste, welche leicht zu entfernen sind, grob mit kaltem Wasser entfernt werden. Einerseits verunreinigen Stuhlreste die Waschmaschine, andererseits kann es zu Beschädigungen kommen. Eiweißreste im Stuhl können zudem durch heißes Wasser gerinnen, es bleiben unansehnliche Flecken.

Blutverschmutzte Wäsche sollte kalt vorgespült werden, damit das Eiweiß im Blut nicht gerinnt. Sonst wären auch hier unansehnliche Flecken die Folge.

Handelsübliche Hygienespüler entfernen nahezu gänzlich übliche Stuhlkeime, vorausgesetzt es liegen keine infektiösen Erkrankungen vor. Vor der Anwendung ist die beiliegende Gebrauchsanweisung zu berücksichtigen. Auch Bügeln trägt dazu bei, die Keimzahl der Wäsche zu minimieren. Matratzenschoner, Betteinlagen oder Inkontinenzmaterialien sind hilfreich.

7.4.1 Versorgung der Dienstkleidung

Für die Produktion von Dienstkleidung werden Materialien, welche zumindest mit 60 °C gereinigt werden können, ausgewählt. Prinzipiell besteht für das Fachpersonal keine Infektionsgefahr, wenn bei der zu betreuenden Person keine besonderen infektiösen Erkrankungen vorliegen. Zusätzlich wird das Infektionsrisiko durch das Tragen von Einmalschürzen minimiert. Handelsübliche Hygienespüler können auch für die Pflege der Dienstkleidung eingesetzt werden, Bügeln ergänzt die Möglichkeit der Keimreduktion.

7.5 Hygienemaßnahmen bei speziellen Erkrankungen

7.5.1 Hygienemaßnahmen bei Diarrhö

Das oberste Ziel ist zunächst, dass der auslösende Keim, die Infektionsquelle und der Übertragungsweg gefunden werden. Oftmals sind mangelhaft gekühlte oder abgelaufene Lebensmittel die Ursache. Auch ein Urlaub in südlichen Ländern, verbunden mit ungewohnter Küche, Getränke mit Eiswürfel und offen angebotenem Speiseeis können schwere Durchfallerkrankungen auslösen. So ist es durchaus auch möglich, dass pflegende Angehörige Durchfallerkrankungen im Urlaub erwerben und dadurch für die zu pflegende Person ein erhebliches Risiko besteht.

In Zusammenarbeit mit der hausärztlichen Betreuung trifft das diplomierte Personal die geeigneten Maßnahmen, in besonderen Fällen wird auch das Gesundheitsamt informiert. Folgende Hygienemaßnahmen werden empfohlen:

- Anleitung zur Händedesinfektion aller im Haushalt des Erkrankten lebenden Personen
- Desinfektion des Toilettensitzes vor und nach dem Toilettengang
- Regelmäßige Desinfektion der Türschnalle und sonstigen evtl. kontaminierten Flächen
- Einmalschürze und Einmalhandschuhe verwenden
- Beschmutztes Einmalmaterial sofort in einen Müllsack abwerfen und entsorgen
- Beschmutzte Wäschestücke bei mindestens 60 °C waschen
- Wäschestücke nach dem Waschen so heiß als möglich bügeln
- Keine gemeinsame Benützung von Handtüchern, Geschirrtüchern und Seifen
- Verzicht auf Händeschütteln
- Einhaltung der ärztl. Anordnungen
- Angehörige sollen nach Möglichkeit engen Körperkontakt zur erkrankten Person vermeiden

Nach Möglichkeit sollte nur eine geringe Anzahl an Fachkräften zu den Einsätzen eingeteilt werden, um einer weiteren Verbreitung vorzubeugen.

7.5.2 Hygienemaßnahmen bei multiresistenten Keimen

Unter multiresistenten Keimen (lat.: „multi" = viel; „resistentia" = Widerstand) versteht man gegen Antibiotika widerstandsfähige Bakterien, die sich Personen im Krankenhaus bei einer Behandlung oder während eines Eingriffes zuziehen. Wahllos eingesetzte Antibiotika, auch in der Lebensmittelindustrie, bzw. vorzeitig abgebrochene Antibiotikatherapien führten zu Resistenzentwicklungen bestimmter Keime. Sowohl Pflegende als auch ärztliches Personal können aufgrund des Nicht-Einhaltens der vorgegebenen Hygienestandards eine Infektion mit einem multiresistenten Keim auslösen.

Hier seien zwei besonders häufig vorkommende Arten von multiresistenten Keimen erwähnt:

- **MRSA** (Methicillinresistenter Staphylokokkus aureus)

Der Staphylokokkus aureus ist der Erreger des goldgelben Eiters. MRSA-Erreger besiedeln vorwiegend den Nasen-Rachenraum und verursachen oftmals Wund- bzw. Hautinfektionen.

━ **VRE** (Vancomycinresistente Enterokokken)
Enterokokken kommen ursprünglich im Darm vor, erst durch eine Fehlbesiedlung, wie z. B. auf Wunden, kommt es zu gesundheitlichen Problemen wie Endokarditis, komplizierte Harnweginfekte und Wundinfektionen.

Erkrankte Personen werden nach Abheilung der eigentlichen Grunderkrankung trotz einer noch bestehenden Infektion mit einem multiresistenten Keim in die häusliche Pflege entlassen, sobald es ihr Gesundheitszustand erlaubt. Denn zuhause fallen belastende psychische und soziale Komponenten weg. Infektionen mit multiresistenten Keimen können hier noch eher unter hausärztlicher Betreuung und der notwendigen Fachpflege ausheilen.

Gesunde Familienangehörige sind im Prinzip nicht gefährdet. Vorsicht hingegen ist bei Säuglingen, Kleinkindern sowie Pflegepersonen mit einer bestehenden Immunschwäche, Wunden oder nässenden Ekzemen, die im selben Haushalt mit einer infizierten Person leben, geboten. Hier ist besondere Sorgfalt bei der Einhaltung der Hygienemaßnahmen wichtig.

Bevor in solchen Fällen Mitarbeiterinnen ambulanter Pflegedienste eingesetzt werden, müssen sie zu ihrem eigenen und zum Schutz der betreuten Person und deren Angehörigen ausführlich beraten und eingeschult werden.

Während des Einsatzes zieht sich die betreuende Person nach der hygienischen Händedesinfektion eine Einmalschürze und Einmalhandschuhe an, der Wechsel erfolgt wie zuvor erwähnt. In manchen Fällen ist auch der zusätzliche Gebrauch von einem speziellen Mundschutz mit Partikelfilter notwendig. Erforderlich wird diese Maßnahme bei Ansteckungsgefahr durch Tröpfcheninfektion, da in diesem Fall ein einfacher Mundschutz nicht den erforderlichen Schutz bietet. Dermaßen ausgestattet kann die betreuende Person die häusliche Pflege, die natürlich in Absprache mit dem behandelnden Hausarzt erfolgt, ausführen.

Die Körperpflege erfolgt nach Kundenwunsch, die Verwendung von desinfizierenden Waschlösungen ist mit dem behandelnden Arzt abzusprechen, ebenso die Pflege der Mundhöhle und des Rachens mit antiseptischen Lösungen (griech.: „Antisepsis" = gegen die Fäulnis gerichtet). Handtücher und Waschlappen werden idealerweise nach der Körperpflege gewechselt.

Offene Wunden werden laut ärztlicher Anordnung versorgt, dabei sind allgemeine Hygienestandards einzuhalten.

Katheter werden ebenfalls laut Hygienestandard versorgt. Zum Abschluss wird das Bett gemacht, der Bettwäschewechsel erfolgt nach Bedarf. Die Reinigung der Wäsche erfolgt in der Waschmaschine bei mindestens 60 °C, Bügeln minimiert zusätzlich die Keimzahl in den Wäschestücken.

Kontaminierte Flächen werden bei Bedarf nach ärztlicher Absprache einer Scheuer-Wischdesinfektion unterzogen. Bei der Scheuer-Wischdesinfektion wird durch mechanisches Reiben mit einem genormten Flächendesinfektionsmittel der anhaftende Schmutz von einer Oberfläche gelöst und die Oberfläche desinfiziert. Persönliche Gegenstände wie etwa Bürsten, Kämme, Brillen und sonstiges werden ebenfalls regelmäßig gereinigt und bei Verschmutzung desinfiziert.

Der bei diesen Tätigkeiten anfallende Müll wird in reißfesten, verschließbaren Müllsäcken gesammelt, die Entsorgung erfolgt über den Hausmüll. Bei der Beendigung des Einsatzes erfolgt eine abschließende hygienische Händedesinfektion.

In Ländern mit annähernd gleichem Standard im Gesundheitswesen, wie etwa Holland und Skandinavien, fallen massive Unterschiede in der Häufigkeit des Auftretens von MRSA auf. In Holland werden die Patienten schon bei der Aufnahme in eine Klinik einer sogenannten Eingangsuntersuchung unterzogen, da viele Personen unwissentlich mit MRSA infiziert sind. Daher ist in Holland und auch in Skandinavien der Anteil von MRSA mit etwa 3 % relativ gering.

In Österreich sind etwa 7 % der Bevölkerung infiziert. Im Vergleich dazu erreichen südeuropäische und asiatische Länder sowie die USA sogar Werte bis zu 70 %. Zu beobachten ist auch das vermehrte Auftreten von MRSA in Gefängnissen, Ambulanzen und öffentlichen Diensten. Die Infektionsrate mit VRE liegt in Österreich bei etwa 3,5 %.

7.5.3 Hygienemaßnahmen bei Tuberkulose (TBC)

Jährlich erkranken laut Weltgesundheitsorganisation (WHO) etwa 10 Millionen Menschen an TBC. 1,7 Millionen Menschen sterben an dieser durch ein Bakterium verursachten Infektionskrankheit. Damit ist die TBC nicht nur die häufigste, sondern auch die Erkrankung mit der höchsten Todesrate weltweit.

Verbesserte Hygienemaßnahmen und Präventionsprogramme ließen die Zahl der an TBC-Erkrankten in Österreich geringfügig zurückgehen. Besorgniserregend ist allerdings die zu beobachtende Häufung der Fälle mit antibiotikaresistenten TBC-Erregern. Die Therapie multiresistenter (MDR-TB) und extrem resistenter (XDR-TB) gestaltet sich langwierig und kompliziert. Zurückzuführen ist dieser Anstieg auf den internationalen Reiseverkehr, so ist z. B. der Anteil an multiresistenten TBC-Fällen in Russland hoch.

Um die TBC in Österreich unter Kontrolle zu halten, wurden bereits aufwändige Vorsorge- und Behandlungsstrategien entwickelt, wie etwa Früherkennung bereits bei der Einreise und danach spezielle Behandlung in dafür vorgesehenen Zentren.

Bei TBC-Verdacht einer betreuten Person besteht Meldepflicht an das Gesundheitsamt. Das Ausmaß der Erkrankung und der Grad der Infektiosität erfordern die Erarbeitung von spezifischen Hygieneplänen mit den hygieneverantwortlichen Fachpersonen des jeweiligen Hauskrankenpflegeanbieters. Im Regelfall erfolgen auch Vorsorgeuntersuchungen für das Pflege- und Betreuungspersonal, sobald TBC-Verdacht auftritt. Bei der offenen TBC besteht die Gefahr der Tröpfcheninfektion. Bei einer TBC mit Organbeteiligung sind auch Harn, Eiter und Sekrete befallener Organe, wie etwa Magensaft oder genitaler Ausfluss, infektiös.

Allgemeine Hygienemaßnahmen, wie Einmalhandschuhe, Einmalschürzen und Mundschutz mit Partikelfilter, werden sofort eingesetzt. Bei Bedarf erfolgt eine Scheuer-Wischdesinfektion. Die Beratung und Aufklärung der erkrankten Person und deren Angehörigen steht ebenfalls im Mittelpunkt. Oftmals werden bei einer akuten Erkrankung getrennte Schlafzimmer empfohlen, um das Infektionsrisiko zu minimieren.

Sämtliche Detailmaßnahmen sind in Zusammenarbeit mit dem behandelnden Lungenfacharzt zu planen. Die Anzahl der Pflegepersonen, welche die Dienstleistung bei der betroffenen Person erbringen, soll möglichst gering gehalten werden. Die Pflegepersonen werden ebenfalls medizinisch betreut. Bei speziellen Fragestellungen kann auch die TBC-Fürsorgestelle kontaktiert werden.

7.5.4 Befall mit Läusen

Der Befall mit Läusen kommt in Österreich immer noch relativ häufig vor. Drei Arten von Läusen, welche eng miteinander verwandt sind, sind für den Menschen dabei bedeutsam.

- **Kopfläuse**

Entgegen der vorherrschenden landläufigen Meinung sind Kopfläuse oftmals nicht mit mangelhafter Körperpflege in Verbindung zu bringen.

Kopfläuse kommen vorwiegend bei Kindergarten- und Schulkindern vor, sie sind aber auch bei Erwachsenen zu finden. Sie werden auf direktem Wege durch Überspringen übertragen. Wenn Menschen dichtgedrängt nebeneinander stehen und jemand unter Kopflausbefall leidet, kann es sehr leicht zur Übertragung kommen. Ebenso ist es nicht ratsam, Kopfbedeckungen in Bekleidungsgeschäften zu probieren oder gebrauchte Kopfbedeckungen ohne Reinigung anzuziehen.

- **Kleiderläuse**

Kleiderläuse (Überträger des Fleckfiebers, welches oftmals ganze Armeen dahinraffte; der Befall von Fleckfieber entschied schon zu Zeiten Napoleons über den Ausgang von Kriegen) halten sich vorwiegend in Kleidern und Bettwäsche auf, sie bevorzugen aber auch behaarte Körperstellen mit Ausnahme der Kopfbehaarung. Die Übertragung erfolgt durch Körperkontakt und durch das Tragen verlauster Kleidungsstücke. Hier spielt mangelnde Körperhygiene allerdings eine wichtige Rolle.

- **Filzläuse**

Filzläuse werden beim Geschlechtsverkehr übertragen und halten sich bevorzugt in der Schambehaarung auf, daher zählen sie zu den sexuell übertragbaren Erkrankungen.

Allgemein ist festzuhalten: Eier von Läusen, sogenannte Nissen, kleben an Haaren und Fasern. Da diese Nissen länger als Läuse überleben, muss die Behandlung über einen dementsprechend langen Zeitraum erfolgen.

Läuse verursachen durch ihre Stiche nicht nur unangenehmen Juckreiz, sondern können auch Krankheiten übertragen. Daher sind bei einem Kunde mit Läusebefall sofort die hausärztliche Betreuung und in weiterer Folge auch das Gesundheitsamt zu informieren, um deren Anweisungen unverzüglich umzusetzen. Mit einfühlsamen Informationsgesprächen und Beratung aller Personen im Umfeld der Kunde, soll eine weitere Verbreitung von Läusen verhindert werden.

Eine ausreichende Körperpflege mit ärztlich angeordneten Präparaten steht im Mittelpunkt, ebenso, wenn nötig, die Partnerbehandlung. Bekleidung, Handtücher und Bettwäsche sind bei mindestens 60 °C in der Waschmaschine zu waschen. Ebenso sind Decken und Polster ausreichend zu versorgen. Ist eine heiße Wäsche nicht möglich, kann man diese durch einfrieren über 24 Stunden im Tiefkühlschrank ersetzen. Diese Maßnahme empfiehlt sich besonders für nicht waschbare Decken und Pölster, aber auch für Matratzen. Im Winter können z. B. Matratzenteile am Balkon ausgefroren werden.

Kontaminierte Wäschestücke können aber auch in gut verschließbaren Plastiksäcken für mindestens drei Wochen bei

Kopfläusen oder sechs Wochen bei Kleiderläusen bei Zimmertemperatur aufbewahrt werden. Danach sind die Läuse bzw. deren Eier unschädlich, die Reinigung kann jetzt bei niedrigen Temperaturen erfolgen.

Die Wohnung muss ausreichend gesaugt werden, danach wird der Staubsaugerbeutel in einem gut verschlossenen Müllsack über den Hausmüll entsorgt. Staubsauger ohne Einmalstaubbeutel eignen sich dafür nicht. Ausreichendes Lüften unterstützt die Maßnahmen, da Läuse sehr temperaturempfindlich sind. Deshalb kann Stoßlüften in der kalten Jahreszeit einen hohen Effekt haben. Einmalschürze, Einmalhandschuhe und hygienische Händedesinfektion bieten für das Fachpersonal ausreichenden Schutz.

Bei massivem Befall wird allerdings über eine professionelle Entwesung z. B. über die Desinfektionsanstalt entschieden. Nach den konsequent durchgeführten Maßnahmen erfolgt, je nach Art des Lausbefalles, eine Nachkontrolle bzw., wenn nötig, eine Nachbehandlung.

7.5.5 Skabies oder Krätzmilbenbefall

Ähnlich wie bei Kopfläusen, tritt Skabies meist dort auf, wo viele Menschen zusammentreffen und steht nicht unbedingt mit mangelhafter Körperpflege in Zusammenhang. Es handelt sich dabei um eine Hautkrankheit, welche über die weibliche Krätzmilbe übertragen wird, indem sie sich in die Oberhaut des Menschen bohrt und dort ihre Eier absetzt. Dadurch entstehen Juckreiz und Entzündungen. Ist der Befall mit Krätzmilben erst einmal festgestellt, sind die ärztlichen Anordnungen unverzüglich umzusetzen. Skabies zählt zu den sexuell übertragbaren Erkrankungen, das Gesundheitsamt muss daher informiert werden.

Alle betroffenen Personen im gemeinsamen Haushalt bzw. alle Kontaktpersonen werden einfühlsam informiert und über die weitere Vorgangsweise aufgeklärt und beraten. Die Versorgung der Wäsche und des Haushaltes ist wie beim Lausbefall, wobei die Lagerung der Wäschestücke im dicht verschlossenen Plastiksack über 2–3 Wochen bei Zimmertemperatur ausreicht.

Die haus- bzw. fachärztliche Kontrolle erfolgt so lange, bis keine lebenden Krätzmilben mehr nachgewiesen werden können. Einmalschürze, Einmalhandschuhe und hygienische Händedesinfektion bieten auch hier für das Fachpersonal ausreichenden Schutz.

7.6   Müllentsorgung in einem professionell betreuten Haushalt

In Klientenhaushalten ist eine sinnvolle Mülltrennung anzustreben, vorausgesetzt der Müll ist nicht infektiös. Die Trennung erfolgt nach folgenden Materialien:

- **Metall:** Konservendosen, Metallfolien und Metalltuben im gereinigten Zustand, Getränkedosen, Metallverschlüssen von Gläsern und Flaschen
- **Lack- und Spraydosen** dürfen nur dann in den Container geworfen werden, wenn diese vollständig entleert, also drucklos sind. Ist dies nicht der Fall, wird die Lack- oder Spraydose über die Problemstoffsammelstelle entsorgt
- **Altpapier:** Zeitungen, Illustrierte, Kataloge, Prospekte, Schreibpapier, Briefe, Schachteln, Telefonbücher, unbeschichtete Kartons, Papiersäcke, Schachteln
  - Verschmutzter Papiermüll soll nicht in den Altpapiercontainer geworfen werden
  - Getränkekartons sollen nicht in den Altpapiercontainer geworfen werden
  - Die Sammelbehälter für Altpapier sind nach Möglichkeit beim Haustor, in zweiter Linie am Müllbehälterstandplatz und in dünner besiedelten Stadtteilen an dezentralen Standorten, zum Beispiel an Straßenecken sowie an Sammelinseln (vormals Altstoffzentren genannt) und auch auf Mistplätzen und Märkten, aufgestellt.
- **Glas:**
  - **Weißglas:** ungefärbte Einwegflaschen und Konservengläser, Limonaden- und Kondensmilchflaschen, ungefärbte Wein- und Spirituosenflaschen, ungefärbte Glasbehälter und Flakons
  - **Buntglas:** Einwegflaschen aus buntem Glas, leicht eingefärbtes Glas, färbige Wein- und Spirituosenflaschen, farbige Limonadenflaschen
  - Fensterscheibenglas, Spiegelglas und feuerfestes Glas, wie etwa Jena-Glas, werden gesondert entsorgt, die Abgabe erfolgt in der Müllsammelstelle
  - Beim Einwerfen der Flaschen soll Lärmentwicklung möglichst vermieden werden. Sämtliche Metallteile müssen zuvor von den Flaschen und Gläsern entfernt werden. Die Altglassammelbehälter sind bei den Sammelinseln und auch auf Mistplätzen aufgestellt
  - Plastik: vollständig entleerte Plastikflaschen für Getränke (PET-Flaschen)

- "Knick-Trick" zum Platzsparen: Einfach die Flaschen-
  mitte flachdrücken und den Boden umknicken. Dadurch sparen Sie wertvollen Platz im Sammelbehälter
- **Biomüll**: Obst- und Gemüseabfälle, Reste von Zitrus-
  früchten, Bananenschalen, pflanzliche Speisereste, alte
  Brotreste, kaputte Zimmerpflanzen, alte Blumenerde
  - Fleischhaltige Essensreste dürfen aufgrund der Rat-
    tengefahr nicht im Biomüllbehälter entsorgt werden!

Küchen- und Gartenabfälle stellen, neben der getrennten
Sammlung von Altpapier und Altglas, das größte Potenzial
für eine weitere Restmüllreduktion dar.
Problemstoffe:
- Altmedikamente ohne Schachteln
- Injektionsspritzen und Nadeln aus Privathaushalten in
  durchstichfester Verpackung
- Altspeiseöle und -fette bis zehn Liter
- Altmineralöle, wie Motor-, Getriebeöle, Schmierfette,
  sowie alle mit diesen Stoffen verunreinigten Gebinde bis
  fünf Liter, Putzlappen, Filter
- Säuren, Laugen
- Fotochemikalien, wie Entwickler-, Fixier- und Stoppbä-
  der (unvermischt) bis fünf Liter
- Röntgenbilder, Filmmaterial (möglichst unvermischt)
- Fleckputz- und Reinigungsmittel, Spraydosen (auch
  leere)
- Farben, Lacke, Verdünnungs-, Reinigungs- und Holz-
  schutzmittel, Chemiekästen, Kleber, Emailfarben, Un-
  krautvertilgungsmittel, Düngemittel sowie alle mit diesen
  Stoffen verunreinigte Gebinde
- Quecksilberthermometer
- Unbekannte, nicht identifizierbare Stoffe (wenn möglich
  mit Verpackung)

Diese Stoffe sind an der jeweiligen Problemstoffsammelstelle
abzugeben.
Liegt eine Verschmutzung durch Ausscheidungen, Körperflüssigkeiten oder Sekrete vor, werden die zu entsorgen-
den Artikel sofort über den Hausmüll entsorgt. Dafür müssen
jedoch reißfeste, flüssigkeitsdichte Säcke verwendet werden,
die verschließbar sind. Dabei ist anzumerken, dass jede Berufsgruppe, unabhängig von ihrer Qualifikation, die zum Zeitpunkt des Einsatzes vor Ort ist, den Müllsack in den Müllraum
bringt, sobald eine Geruchsbelästigung oder eine Infektionsrisiko für den Kunden besteht. Die regelmäßige Reinigung
des Mülleimers mit üblichen Haushaltsreinigern versteht sich
von selbst.

Medikamente, ob abgelaufen oder nicht mehr benötigt, können auch in die nächstgelegene Apotheke zur fachgerechten Entsorgung gebracht werden. Gebrauchte Kanülen, Spritzen und Ampullen müssen in dafür vorgesehene bruch- und durchstichfeste Behälter, welche in der Apotheke erhältlich sind, gesammelt werden. Nach dem fachgerechten Verschluss des Behälters kann dieser über den Hausmüll entsorgt werden.

Bei speziellen Fragen stehen die Müllentsorgungsbetriebe der jeweiligen Gemeinden zumeist mittels Hotline zur Verfügung.

Persönliche Notizen

Grundlagen der Haushaltsführung

Christine Fichtinger und Renate Rabl

C. Fichtinger, R. Rabl, *Arbeitsumfeld Hauskrankenpflege*,
DOI 10.1007/978-3-7091-1595-4_8, © Springer-Verlag Wien 2014

Prinzipiell ist die Führung des Haushaltes einer zu betreuenden Person Aufgabe der Heimhilfe. Allerdings ist auch einer Fachkraft, neben ihrer eigentlichen Aufgabe zuzumuten, die Wohnung einer von ihr betreuten Person in ordentlichem Zustand zu verlassen. Es versteht sich von selbst, das soeben benutzte Saftglas auszuspülen oder das Badezimmer nach der Körperpflege sauber und trocken zu hinterlassen sowie Müllbeutel besonders in der heißen Jahreszeit zu entsorgen.

Steigt der Bedarf an hauswirtschaftlichen Leistungen, so liegt es in der Verantwortung des Case-Managements, den erhöhten Bedarf mit der betroffenen Person abzuklären, Lösungen in die Wege zu leiten und in der Einsatzplanung zu berücksichtigen.

8.1   Planung im Haushalt

Zu Beginn erfolgt die Einstufung der Tätigkeiten, welche der Klient noch selbst durchführen kann und welche durch die Heimhilfe erfolgen. Es empfiehlt sich, diesen Vorgang behutsam zu steuern, da das Eindringen in den privaten Wohnbereich von vielen Personen als unangenehm empfunden wird. Die Rituale und Gewohnheiten werden gemeinsam mit dem Klienten erfasst und dokumentiert. Wesentlich ist das volle Mitbestimmungsrecht der zu betreuenden Person. In weiterer Folge werden die Tätigkeiten folgenden Kategorien zugeteilt:

a. Laufende Arbeiten, hier sind die täglichen hauswirtschaftlichen Tätigkeiten wie Geschirr abwaschen, Bett machen und lüften gemeint

b. Tätigkeiten, welche ca. zweimal bis maximal dreimal pro Woche durchgeführt werden, wie z. B. Staubsaugen und einkaufen gehen

c. Tätigkeiten, welche einmal pro Woche durchgeführt werden, wie z. B. Aufwaschen und Wäsche waschen

d. Zuletzt werden jene Arbeiten erfasst, die längerfristig regelmäßig anfallen, wie z. B. Fenster putzen oder Möbel reinigen

Die Tätigkeiten werden nun auf den üblichen Dokumentationsblättern eingetragen. Tätigkeiten, welche von der Heimhilfe nicht erledigt werden, wie z. B. Fenster putzen, werden an die zuständige Einsatzplanung weitergeleitet, um wie in diesem Fall den Reinigungsdienst in die Wege zu leiten, falls der Klient keine Reinigungskraft aus dem privaten Umfeld hat.

Die Tätigkeiten werden nun in Einklang mit den weiteren Tätigkeiten (wie z. B. Körperpflege) gebracht, die dafür notwendige Zeit wird von der Heimhilfe kompetent eingeschätzt.

Zu beachten ist, dass sich der Klient mit den Abläufen gut identifizieren kann. Nicht immer ist der aus der Sicht der betreuenden Heimhilfe beste Ablauf der Tätigkeiten auch der wirklich rationellste. Auch die Sicht der zu betreuenden Person ist zu berücksichtigen. Das kann ihr, weil sie den geplanten Abläufen nicht mehr folgen kann, die Orientierung und Sicherheit nehmen. Weil sie dadurch ihre noch vorhandenen Ressourcen nicht mehr einbringen kann, verstärkt sich ihr Gefühl der Abhängigkeit.

Die verwendeten Materialien, wie z. B. bestimmte Wischtücher und Putzmittel, orientieren sich ebenfalls an den Gewohnheiten der Klienten.

Der erstellte Plan wird in regelmäßigen Abständen mit der zu betreuenden Person besprochen und überarbeitet, da sich Bedürfnisse, Wünsche und persönliche Ressourcen ändern können. Die Planung der hauswirtschaftlichen Tätigkeiten erfolgt prozessorientiert und liegt im eigenverantwortlichen Bereich der Heimhilfe.

8.2 Zubereitung kleiner Mahlzeiten

Je nach Vorliebe der betreuten Person können kleine Mahlzeiten, wie Palatschinken, Eierspeise oder Gemüsesuppen zubereitet werden. Dies sollte in Absprache mit dem Klienten bezüglich Rezept und auch deren Mithilfe beim Vor- und Zubereiten erfolgen, sofern es der betreuenden Person noch möglich ist und auch Spaß macht. Ist der Wunsch aus Zeitgründen nicht sofort erfüllbar, da z. B. ein Waschtag ansteht, kann womöglich für die nächsten Tage umdisponiert werden.

Um dem Wunsch nach kleinen Mahlzeiten nachkommen zu können, muss eine gewisse Grundausstattung an Lebensmitteln im Haushalt vorrätig sein. Die Besorgung der Vorräte wird individuell mit der zu betreuenden Person abgesprochen.

Prinzipiell beziehen die betreuten Personen, die nicht mehr in der Lage sind, selbst zu kochen, ihre regelmäßigen Mahlzeiten über Essen auf Rädern (täglich frische Kost) oder per gefrorenem Wochenpaket bei wöchentlicher Zustellung.

Manche Betroffene bestellen aus einem nahegelegenen Gasthaus das angebotene Menü. Entweder holt die Heimhilfe die vorbereiteten Speisen ab oder es wird der Zustelldienst des Gasthauses genutzt. Damit können auch auftretende Gelüste nach aufwändigen Gerichten wie Schnitzel, Rindsbraten, Schweinebraten mit Sauerkraut und Knödel und anderem erfüllt werden. Das Menü wird dann in der Mikrowelle oder am Herd gewärmt und appetitlich angerichtet. Dazu werden die gewünschten Getränke bereitgestellt.

Da die Portionen meist relativ groß geraten, bleiben fallweise Essensreste übrig. Da ältere Menschen zur Sparsamkeit neigen, können diese Reste, gut gekühlt, am nächsten Tag verwertet werden, z. B. in Form von

- Gröstel von Fleischresten (Kartoffeln werden frisch gekocht)
- Wurstnudeln von Wurst- und Schinkenresten (Nudeln werden frisch gekocht)
- Geröstete Knödel mit Ei von Knödelresten

8.3   Vorratshaltung

In Anbetracht der Tatsache, dass heutzutage ein Großteil der Lebensmittel das ganze Jahr über erhältlich ist, hat die klassische Vorratshaltung an Bedeutung verloren. In der modernen Haushaltsführung werden Trockenwaren, wie z. B. Mehl und Zucker sowie Tiefkühlkost und Konserven, gelagert.

Die Vorratshaltung ist in manchen Haushalten ein schwieriges Thema, da fallweise betreute Personen aufgrund ihrer Lebensgeschichte oder aber auch ihres Krankheitsbildes Lebensmittel sammeln, bis diese verderben. Im Vergleich dazu gibt es wiederum Haushalte, wo keine Vorräte angelegt werden, weil z. B. Speisen zugestellt werden oder aber auch das Geld sehr knapp ist. In beiden Fällen ist viel Einfühlungsvermögen und Diplomatie notwendig.

Aus hygienischen Gründen empfiehlt es sich, den Vorratsschrank regelmäßig zu reinigen und die gelagerten Lebensmittel auf Ablaufdatum und Verunreinigung zu kontrollieren. Nach Möglichkeit wird die zu betreuende Person in diesen Vorgang miteinbezogen, um das bereits aufgebaute Vertrauen zwischen ihr und der betreuenden Heimhilfe nicht zu gefährden. Deshalb werden nur mit ihrem Einverständnis verdorbene Waren entsorgt. Ist wegen körperlicher Schwäche oder Desorientiertheit eine Miteinbeziehung nicht mehr ausreichend möglich, gilt es besonders einfühlsam vorzugehen.

Lebensmittel werden nicht nur durch die Stoffwechselvorgänge von Mensch und Tier abgebaut. Organische Lebensmittel erfahren im Laufe der Zeit fast immer verschiedene Veränderungen:

- Sie **altern** durch biochemische Veränderungen, die in ihnen selbst vorgehen (Enzymwirkungen, Eiweißveränderungen). Begünstigt werden diese Vorgänge durch Wärme.
- Sie **verderben** durch mikrobiologische Veränderungen, welche durch die Zersetzungstätigkeit von Mikroorganismen (Gärungs- und Fäulnisbakterien, Schimmel- und

Hefepilze) hervorgerufen werden. Dabei können Toxine (= Gifte) entstehen.

Mikroorganismen gedeihen am besten bei Wärme (zwischen 20 und 40 °C). Bei etwa 70 °C sterben Bakterien und Pilze ab, nicht aber die Sporen der Pilze. In säurehaltigen Flüssigkeiten wie Obstsäften und Kompotten sterben Mikroorganismen rascher ab. Bei Kälte sterben sie nicht ab, sie stellen jedoch bei Temperaturen unter 0 °C ihren Lebens- bzw. Zersetzungstätigkeit ein. Die Alterungsvorgänge in Lebensmitteln können nur gehemmt (z. B. durch kühl lagern), aber niemals ganz unterbunden werden. Auch Tiefgefrorenes oder Konserven verändern sich im Laufe der Zeit (Ablaufdatum beachten).

Besonders rasch verderben wasser- und eiweißreiche Lebensmittel wie Fleisch, Fisch, Milch und Eier.

- **Kühlen** im Kühlschrank: Die beste Temperatur für die meisten Lebensmittel liegt bei +4 °C. Das Kühlen hält für kurze Zeit einige Tage frisch, biochemische und mikrobiologische Veränderungen werden nur verzögert.
- **Tiefgefrieren** ist die schonendste und beste Konservierungsmethode für den Großteil der Lebensmittel. Es soll nur frische, einwandfreie Ware rasch schockgefroren (–35 °C) werden, anschließend wird die Ware bei –25 °C gelagert (auch hier das Ablaufdatum beachten). Gemüse kann 1 Jahr, mageres Fleisch, Geflügel und Fisch 9 Monate, fettes Fleisch 4 Monate, Brot und Kuchen 5 Monate, fertige Speisen und Eis 3 Monate gelagert werden. Die Kühlkette darf niemals unterbrochen werden. Angetaute oder aufgetaute Ware muss daher rasch aufgebraucht werden.

8.4 Hygienischer Umgang und Handhabung der Lebensmittel

Um Infektionen des Magen-Darm-Traktes zu vermeiden, sind dabei von der Fachkraft folgende Punkte zu beachten:
- Vor und nach dem Umgang mit Lebensmitteln sind die Hände zu waschen.
- Bei Verletzungen an der Hand ist das Tragen von Handschuhen zum Eigen- und Fremdschutz unerlässlich.
- Kontrolle der angelieferten bzw. aus der Gaststätte geholten Speisen auf Optik und Geruch.
- Bei Fertiggerichten aus dem Supermarkt ist das Ablaufdatum zu überprüfen.
- Bei gekühlten oder gefrorenen Lebensmitteln darf die Kühlkette nicht unterbrochen werden.

- Die Speisen müssen zumindest auf 65 °C aufgewärmt werden.
- Nicht Gegessenes kann zumeist unter entsprechender Kühlung und später ausreichender Erhitzung noch verzehrt werden.
- Geöffnete, gekühlte Fertiggerichte aus dem Kühlschrank sollten innerhalb von 24 Stunden aufgebraucht werden.
- Oftmaliges Aufwärmen erhöht deutlich das Risiko der bakteriellen Verunreinigung und wird deshalb nicht empfohlen.
- Speisereste und beschmutztes Geschirr müssen während des Einsatzes entsorgt bzw. gereinigt werden.
- Tee sollte zumindest 2x täglich frisch aufgebrüht werden, Teekannen und Trinkgefäße sind regelmäßig gründlich zu reinigen.

> Zusätzlich sind folgende Maßnahmen, wenn der Kunde nicht mehr dazu in der Lage ist, regelmäßig durchzuführen:
> - Kontrolle der Lebensmittelvorräte auf Haltbarkeit und Lagerungsschäden
> - Kontrolle von geöffneten bzw. angebrochenen Lebensmitteln
> - Obst und Gemüse durchsortieren und den Verbrauch dementsprechend einplanen
> - Reinigung von Vorratsbehältern, Brotdosen und Abfallbehältern
> - Grobreinigung der Küche einplanen

Bereitet die Kunde die Speisen und Getränke selbst zu und die Heimhilfe besorgt lediglich den Einkauf, wird die Verwendung der Lebensmittel aus hygienischer Sicht beobachtet und nötigenfalls vermittelnd eingegriffen. Die regelmäßige Reinigung der Kochstelle, Arbeitsflächen und des Kühlschrankes ist ein wesentlicher Beitrag zur Verhütung von Infektionen des Magen-Darm-Traktes.

- Fleisch und Fisch wird zwischen +1 – +4 °C gekühlt gelagert.
- Kartoffeln und Gemüse werden bei ca. +8 °C gekühlt gelagert (z. B. in der Gemüselade im Kühlschrank).
- Obst wird zwischen +10 – +20 °C dunkel gelagert.
- Trockenprodukte (Zucker, Bröseln, Kaffee,...) bei Zimmertemperatur im trockenen Vorratsschrank.
- Die Luftfeuchtigkeit soll nicht zu hoch sein. Obst, Gemüse und Kartoffeln benötigen über 80 % Luftfeuchtig-

keit, hingegen sollen Zucker, Mehl, Hülsenfrüchte, Kaffee und Tee unter 50 % Luftfeuchtigkeit gelagert werden.

- Luft beeinflusst die Nahrungsmittel durch ihren Gehalt an Sauerstoff und Verunreinigungen. Je weniger Staub, Mikroorganismen und Gerüche, desto geringer ist die Kontaminationsgefahr.
- Licht beschleunigt alle Lebensvorgänge, es lässt also die Lebensmittel rasch altern. Besonders ungünstig verhält sich Licht in Bezug auf Milch und Fette. Als Lichtschutz verwendet man bei Verpackungen imprägniertes Papier, Metallfolien, Karton und braunes oder grünes Glas.
- Um Lebensmittelschädlinge zu vermeiden, müssen die Lagerräume bzw. Lagerkästen regelmäßig kontrolliert (Ablaufdatum) und gereinigt werden. Dies trifft auch für diverse Kühleinrichtungen zu.
- Frisch eingekaufte Lebensmittel werden nach hinten gereiht und bereits vorhandene, aber auch angebrochene Packungen nach vorne gerückt (z. B. Mehlpackungen).
- Öle sollen lichtgeschützt gelagert werden (z. B. im Küchenkasten oder im Abstellraum), da diese unter Einwirkung von Sonnenlicht rascher verderben.
- Obst und Gemüse verlieren durch die Einwirkung von Sonnenlicht rasch an Vitaminen, deshalb wird dunkle Lagerung empfohlen.
- Obst und Gemüse soll regelmäßig durchsortiert werden.
- Leicht verderbliche Waren wie Fisch sollen vor der Zubereitung, unabhängig vom Ablaufdatum, nochmals kontrolliert werden (optische Kontrolle und Geruchskontrolle).
- Konservendosen, welche eine Delle haben (z. B. nach dem eine Dose heruntergefallen ist) bzw. durch Gasdruck gewölbte Dosen sind sofort wegzuwerfen. Es besteht Gefahr des Botulismus (= bakterielle Lebensmittelvergiftung). Botulismus kann zu lebensbedrohlichen Situationen führen (da es sich jedoch um eine bakterielle Lebensmittelvergiftung handelt, ist Botulismus nicht ansteckend).
- Bei vakuumverpackter Ware muss darauf geachtet werden, dass die Verpackung bei der Lagerung nicht beschädigt wurde. Beschädigte Ware muss verworfen werden.
- Lebensmittel dürfen nicht gemeinsam mit Putzmitteln oder sonstigen chemischen Präparaten gelagert werden.
- Hühnereier nur in geschlossenen Behälter im Kühlschrank verwahren.
- Hühnerfleisch ist grundsätzlich nur mit separatem Schneidbrett und Messer zu bearbeiten. Beide Kochutensilien sind nach dem Arbeitsvorgang gründlich zu reinigen.

Der Vitaminanteil ist am größten, wenn Sie…

- … möglichst vollwertige Nahrungsmittel verwenden (ungeschälten Reis statt poliertem Reis, Vollkornmehl statt stark ausgemahlener Mehle).
- … einen möglichst großen Anteil der Nahrung ungekocht (Rohkost, Obst, Salate) verzehren. In diesem Zusammenhang ist aber auch zu erwähnen, dass Rohkost, Vollkornprodukte und ungeschälter Reis manchmal nicht gewünscht oder vertragen wird.
- … Obst und Gemüse direkt vor der Zubereitung kurz unter kalten Wasser abspülen und nicht im Wasser einweichen (wasserlösliche Vitamine werden dadurch ausgeschwemmt).
- … Obst und Gemüse der Jahreszeit entsprechend kaufen (Saisonware), da z. B. Erdbeeren im Winter unreif geerntet werden und künstlich nachreifen. Dies verändert nicht nur den Geschmack (weniger Fruchtzucker), sondern reduziert auch den Vitamingehalt deutlich. Sehr oft ist importiertes Obst und Gemüse chemisch behandelt (Schädlingsbekämpfungsmittel, Antischimmelpräparate…), dies wiederum reduziert den Vitamingehalt.
- … Obst und Gemüse kühl und dunkel lagern, da UV-Licht die Vitamine zerstört. Der Anblick einer gut gefüllten Obstschüssel ist zwar optisch sehr ansprechend, aber ernährungsphysiologisch betrachtet nicht empfehlenswert.
- … Obst und Gemüse erst kurz vor dem Verzehr bzw. vor der Zubereitung zerkleinern.
- … Obst und Gemüse nur so lange als notwendig erhitzen. Verwenden Sie nur so viel Kochwasser/Kochfett als notwendig, da sich Vitamine in Wasser bzw. Fett lösen, aber das überschüssige vitaminhaltige Wasser/Fett meist weggeschüttet wird.
- … bei der Zubereitung von Salaten und Gemüse eine geringe Menge Pflanzenöl verwenden, damit sich die fettlöslichen Vitamine lösen und vom menschlichen Organismus aufgenommen werden können.

8.5   Die Führung eines Wirtschaftsbuches

Sobald die Heimhilfe regelmäßig Einkäufe für den Klienten erledigt bzw. Rechnungen auf der Bank bezahlt, spätestens jedoch wenn ein Klient einen gesetzlichen Vertreter hat, muss ein Wirtschaftsbuch geführt werden. Die korrekte Führung des Wirtschaftsbuches beugt Missverständnissen in Punkto Haushaltsführung und Geldverwaltung vor.

Das Wirtschaftsbuch ist vergleichbar mit einem Haushaltsbuchs. Die Belege bzw. Kassabons, welche nach erfolgten Besorgungen und Erledigungen der zu betreuenden Person zur Kontrolle vorgelegt werden, sind mit einer fortlaufenden Nummer zu versehen. Anschließend wird in der Rubrik „Kassaausgang" die exakte Summe des Beleges übertragen. Ebenso ist mit Einnahmen (z. B. Wirtschaftsgeld, welches die Sachwalterin monatlich ausbezahlt) vorzugehen, hier erfolgt der Eintrag in der Rubrik „Kassaeingang". Zu bestimmten Terminen (z. B. wöchentlich, zur Monatsmitte oder am Monatsende) werden die Ausgaben zusammengezahlt und von den Einnahmen abgezogen. Der Restbetrag muss mit dem tatsächlich vorhandenen Bargeld übereinstimmen. Ist die Seite zu Ende, erfolgt ein Übertrag auf die nächste Seite. Die Eintragung wird mit der Unterschrift bzw. dem Handzeichen der Heimhilfe bestätigt.

Die Sachwalterin hat die Pflicht, das Wirtschaftsbuch zu kontrollieren. Ihr Monats- bzw. Jahresbericht basiert auf dem Wirtschaftsbuch. Sollten im Rahmen der Haushaltsführung Missverständnisse auftreten, empfiehlt es sich, sofort die pflegeverantwortliche Person zu kontaktieren.

8.6 Versorgung von Haustieren

Viele der betreuten Personen halten sich ein Haustier. Vor allem dann, wenn sie alleinstehend und daher einsam sind, kann ein Tier ein wichtiger Bezugspunkt im Leben dieser Personen werden. Zumeist handelt es sich dabei um Katzen, Hunde und Wellensittiche, eher selten um Hasen oder Meerschweinchen. Exoten wie Schildkröten, Echsen oder Schlangen sind üblicherweise nicht zu finden. Die Trauer über den Verlust des geliebten Tieres durch Alter, Krankheit oder Tod kann der Auslöser für eine tiefe Lebenskrise sein.

Wenn Kunden nicht mehr selbst in der Lage sind, ihr Haustier zu versorgen, benötigen sie Unterstützung. Es wird abgeklärt, welche Personen im persönlichen Umfeld des Kunden für die Betreuung des Haustieres in Frage kommen würden. So leisten Angehörige oder Nachbarn, welche womöglich selbst ein Haustier haben, oftmals gerne Hilfe. Ebenso wird mit der zu betreuenden Person auch besprochen und festgelegt, wie das Haustier bei einem möglichen Krankenhausaufenthalt oder eventuellen Todesfall betreut wird.

Manchmal muss jedoch die Heimhilfe den Großteil der Versorgung des Tieres übernehmen. Dies umfasst dann die Versorgung des Käfigs bzw. der Katzentoilette, die Bereitstellung von Futter und Wasser und evtl. auch das Gassi gehen mit dem Hund. Auch routinemäßige Tierarztbesuche müssen bei der Tierpflege berücksichtigt werden.

Zu beachten ist auch, dass für die Führung bestimmter Hunderassen ein Hundeführschein gesetzlich erforderlich ist, dies gilt auch für die Heimhilfe bzw. den Besuchsdienst. Generell sollte sich aber die Kunde überlegen, wie die Versorgung des Hundes langfristig artgerecht erfolgen kann, denn das kurze Gassi gehen mit der Heimhilfe wird den Bedürfnissen nach Auslauf, Spiel und Spaß auf Dauer nicht gerecht.

Solange es im Rahmen des Möglichen ist, sollten Heimhilfen jedoch alles daran setzen, dass die zu betreuenden Personen Freude an ihrem Haustier haben können, weil es zur Steigerung ihrer Lebensqualität beitragen kann.

Persönliche Notizen

Die Umsetzung der Betreuung zu Hause am Beispiel von zwei Pflegemodellen

Christine Fichtinger und Renate Rabl

C. Fichtinger, R. Rabl, *Arbeitsumfeld Hauskrankenpflege*,
DOI 10.1007/978-3-7091-1595-4_9, © Springer-Verlag Wien 2014

Der Grund, warum Menschen professionelle Pflege benötigen, ist die Existenz eingeschränkter Fähigkeiten, für sich selbst zu sorgen. Ein wichtiger Bestandteil des Modells sind die allgemeinen Aktivitäten des Menschen, die ausgeübt werden müssen, um für sich selbst ausreichend zu sorgen. Sind diese Aktivitäten aus gesundheitlichen Gründen eingeschränkt, wird Pflege notwendig. Mit dem Begriff der „Pflege" bezeichnet sie die Gesamtheit der Aktivitäten, um am Leben zu bleiben und sich normal entwickeln zu können. Mit dem Begriff „Modell" ist eine anschauliche und somit vereinfachte Darstellung gemeint. Diese gilt es auf die individuellen Bedürfnisse des Berufsalltags abzustimmen.

9.1   Grundlagen des Pflegemodells nach Dorothea Orem

Dorothea Orem, eine namhafte Pflegetheoretikerin aus den USA, die mit mehreren Ehrendoktorwürden ausgezeichnet wurde, geht von zwei grundlegenden Punkten aus (Cavanagh, 2008):

- Selbstpflege ist eine erlernte alltägliche Handlung, jeder Mensch ist sozialisiert. Mit dem Begriff Sozialisation ist gemeint, dass jeder Mensch in einem bestimmten sozialen Umfeld, nämlich der Familie, geboren wurde. In dieser Familie lernt der Mensch, wie er sich z. B. wäscht, kommuniziert oder sich selbst beschäftigt. Diese Sozialisation prägt das weitere Leben.
- Der Mensch ist im Normalfall daran interessiert, für sich selbst Sorge zu tragen. Dazu eignet er sich ganz bewusst Fähigkeiten an und sucht aktiv nach Lösungswegen bei auftretenden Problemen.

Die folgenden Beispiele sollen diesen Denkansatz verdeutlichen.

1. Beispiel: Der gesunde Mensch

Bei einem gesunden Menschen halten sich die Selbstpflegeerfordernisse (Welche Pflege brauche ich jetzt?) und die Selbstpflegefähigkeiten (Wie führe ich diese Pflege durch?) die Waage (◘ Abb. 9.1).

Der Mensch hat gelernt, seine Bedürfnisse wahrzunehmen und sich dementsprechend zu versorgen. Dabei bedient er sich gewohnten Ritualen und Gewohnheiten, wie zuvor schon beschrieben. Das sensible Gleichgewicht zwischen den persönlichen Anforderungen und der durchgeführten Selbstversorgung wird aufrechterhalten.

2. Beispiel: Erkältung

Durch eine Erkältung entstehen zusätzliche gesundheitliche Bedürfnisse, die Selbstpflege kann dadurch beeinträchtigt sein.

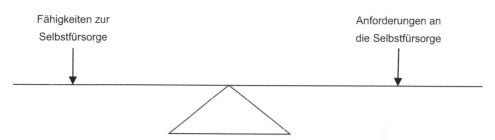

◻ Abb. 9.1 Beziehung zwischen Selbstpflegeerfordernissen und Selbstpflegefähigkeiten bei Gesundheit

Durch das erlernte Wissen und die daraus erworbenen Kompetenzen kann sich aber der erkältete Klient dementsprechend verhalten (z. B. hat der Klient die Anwendung von Hustentee in seinem Leben gelernt).

Es kann durchaus angemessen sein, in diesem Fall nichts zu tun bzw. stark reduziert zu handeln. Der persönliche Gesundheitszustand muss jedoch exakt eingeschätzt werden (◻ Abb. 9.2).

Das sensible Gleichgewicht zwischen den persönlichen Anforderungen und der durchgeführten Selbstversorgung wird aufrechterhalten, weil zusätzliche Ressourcen auf Grund des erhöhten persönlichen Bedarfes freigesetzt werden (= der Mensch hilft sich also selbst, so wie er es gelernt hat).

3. Beispiel Schenkelhalsbruch nach einem Sturz

Kippt das sensible Gleichgewicht, weil der Bedarf an Pflege hoch ist bzw. Situationen eintreten, in denen sich der Klient nicht mehr selbst versorgen kann, sucht der betroffene Mensch gezielt kompetente Hilfe einschließlich pflegerischer Unterstützung. Seine Fähigkeiten, sich selbst zu versorgen sind in diesem Fall unzureichend. Eine Person muss auf die krankheitsbedingten Bedürfnisse eingehen. Der Klient muss lernen, mit den Veränderungen des Körperselbstbildes und den Veränderungen im täglichen Leben umzugehen (◻ Abb. 9.3).

Die Kunst der Betreuung liegt darin, die richtige „Dosis" an Betreuung in die Waagschale zu legen, damit das Gleichgewicht wieder hergestellt wird. Hierbei muss der Klient als Individuum betrachtet werden. Die Berücksichtigung seiner speziellen Bedürfnisse, Rituale und Gewohnheiten versteht sich von selbst (◻ Abb. 9.4).

Sehr oft ist es unangemessen, im großen Umfang zu intervenieren und für die Klienten zu handeln. Das kann die Motivation der Klienten verringern, für sich selbst zu sorgen. Außerdem greift dieses Handeln in die Privatsphäre des Menschen ein und verletzt seine Würde (entmündigende Pflege).

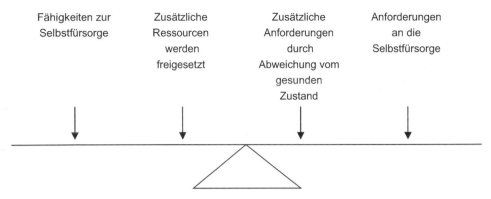

| Fähigkeiten zur Selbstfürsorge | Zusätzliche Ressourcen werden freigesetzt | Zusätzliche Anforderungen durch Abweichung vom gesunden Zustand | Anforderungen an die Selbstfürsorge |

☐ **Abb. 9.2** Zusätzliche gesundheitliche Bedürfnisse bei Krankheit

Während der Auswahl und Planung der Pflegehandlung soll sich die Heimhelferin folgende drei Schlüsselfragen beantworten können:

1. Was tun Betreuungspersonen?
2. Warum tun Betreuende das, was sie tun?
3. Zu welchen Ergebnissen führen pflegerische Maßnahmen?

Das überlegte und reflektierte Handeln steht im Mittelpunkt. Die Betreuungsperson greift vermittelnd und beratend ein, sie begründet ihr Handeln gegenüber dem Klienten. Eine weitere Aufgabe der Betreuungsperson ist es, den steigenden bzw. sinkenden Bedarf zu erkennen und dementsprechend zu handeln.

Der professionelle Umgang mit Fragen zum Thema „Verweigerung" ist eine weitere Facette der individuellen Betreuung des Menschen. Teamgespräche, Beratung durch diplomiertes Gesundheits- und Krankenpflegepersonal sowie Supervisionen können dazu beitragen, die Belastungen des Berufsalltages positiv zu bewältigen!

9.1.1 Wertschätzende Umsetzung unter Beachtung der Gewohnheiten und Rituale

Jeder Mensch entwickelt im Laufe seines Lebens unterschiedliche Gewohnheiten und Rituale. Mit Gewohnheit ist gemeint, sich an den bestimmten Ablauf von einzelnen Tätigkeiten gewöhnt zu haben. Ritual bedeutet den Ablauf komplexer Tätigkeiten, wie z. B. Wohnung putzen, mit zeremoniellem Charakter. Viele Gewohnheiten und Rituale sind aus unserem Leben nur schwer wegzudenken. So pflegt z. B. jeder Mensch sein ganz spezielles „Morgenritual". Wenn der Mensch bei der

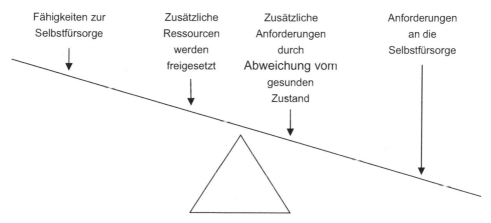

☐ Abb. 9.3 Verändertes Gleichgewicht durch unzureichende Selbstpflegefähigkeit

Durchführung des Morgenrituals keine unvorbereitete Störung erfährt (z. B. der Wecker hat zu spät geläutet), führt er im Großen und Ganzen dieses Ritual immer in der gleichen Reihenfolge aus, es erinnert an eine Zeremonie. Während dieser Zeremonie treten eine Reihe von Gewohnheiten zu Tage (z. B. die Gewohnheit, sich jeden zweiten Tag die Haare zu waschen, oder die Gewohnheit, jeden Sonntag zu baden).

Der Mensch setzt Handlungen, welche ein Grundstock an erworbenem Wissen und Kompetenzen zugrunde liegt. Diese Fülle von Gewohnheiten und Rituale geben dem Menschen Orientierung und Sicherheit. Speziell von Bedeutung ist diese Erkenntnis jedoch im Alter.

Es ist deshalb besonders wichtig, die Gewohnheiten und Rituale der Klienten zu erfassen und in den Betreuungsalltag zu übernehmen. Wenn diese Übernahme gelingt, fühlen sich die Klienten wahrgenommen und wertgeschätzt. Sie können sich an bekannten Abläufen orientieren und fühlen sich sicher.

Ein Beispiel für individuelle Betreuung wäre also auch die Berücksichtigung von persönlichen Gewohnheiten und Ritualen. Eine wesentliche Gefahrenquelle im Berufsalltag ist, dass die persönlichen Rituale und Gewohnheiten der Fachkraft auf die Klienten übertragen werden (z. B.: Ich dusche jeden Tag, also soll der Klient ebenso täglich duschen). Dies kann allerdings für erhebliche Missverständnisse während der Betreuung sorgen.

Es gibt nicht nur den „einen" Weg, um z. B. Körperpflege durchzuführen, es sind unterschiedliche Vorgangsweisen in verschiedenen Situationen möglich, um zum Ziel zu gelangen!

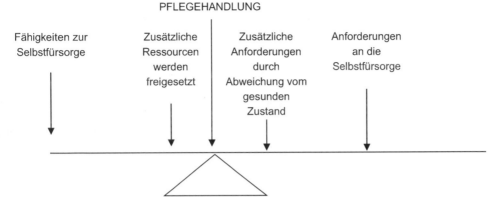

□ Abb. 9.4 Wiederherstellung des Gleichgewichts durch die Betreuung

9.1.2 Verweigerung und Gewalt als Folge mangelhafter Wertschätzung

Die Verweigerung von Pflegehandlungen, wie z. B. duschen, wird von Pflege- und Betreuungspersonen als besonders belastend beschrieben. Bei näherer Betrachtung der Problematik können folgende Hauptauslöser festgestellt werden:

- Rollenkonflikt (z. B. eine weibliche Klientin wünscht sich eine weibliche Heimhelferin zur Körperpflege)
- Rituale und Gewohnheiten wurden nicht erfasst und berücksichtigt
- Der Klient fühlt sich nur im biologischen Sinne wahrgenommen, jedoch nicht im Bereich Geist und Seele
- Auf seine Bedürfnisse wurde nicht ausreichend eingegangen (z. B. die Wünsche des Klienten decken sich nicht mit der Planung der Fachkraft)
- Der Klient fühlt sich von der Fachkraft nicht wahrgenommen (mangelndes Einfühlungsvermögen)

Zwang und verbale negative Äußerungen sind im Falle der Verweigerung keine Lösung, sondern verstärken nur allzu oft die ablehnende Haltung von Klienten. Die Klienten fühlen sich nicht mehr wertgeschätzt. Der Mensch wird nicht mehr als Individuum betrachtet.

Zwang wird auch mit Gewalt gleichgesetzt. Hierbei ist nicht immer „nur" die körperliche Gewalt gemeint, sondern auch die psychische Gewalt (wie etwa Drohungen, z. B. „Wenn Sie sich nicht gleich waschen lassen, werde ich sofort Ihre Tochter anrufen!"). Unter den Begriff „Gewalt" fallen all jene Handlungen, welche den Menschen in seiner persönlichen Freiheit einschränken und ihn zwingen, etwas gegen seinen Willen zu tun oder gegen seinen Willen zu unterlassen. Die persönliche Freiheit ist jedoch ein Grundrecht jedes Klienten.

Gewalt erzeugt Angst. In ihrem Ursprung ist Angst eine Reaktion unseres Körpers auf Gefahr bzw. auf lebensbedrohende Situationen, in denen er getötet bzw. vernichtet werden könnte. Ursprünglich diente Angst zum Überleben. Durch Gewalt wird ein Klima geschaffen, welches keine tragfähige Beziehung zwischen Klient und Fachkraft mehr zulässt.

Angst erzeugt Stress. Dieser Stress wirkt sich in weiterer Folge negativ auf die Gesundheit aus (z. B. Magenschmerzen, Schlafprobleme). Aufgrund der Angst und des hohen Stressfaktors ist das rationale Denken des Klienten stark eingeschränkt, er kann keinen klaren Gedanken fassen, Wünsche in Bezug auf besondere Bedürfnisse können nicht mehr geäußert werden. Steht der Klient unter Angsteinfluss, steigt auch die Unfallgefahr rasch an. Klienten sind nicht mehr in der Lage, körperliche Überforderungen zu verbalisieren.

Zwang erzeugt Aggression. Aggressives Verhalten liegt vor, wenn sich jemand bedroht, angegriffen oder verletzt fühlt, ob verbal oder physisch. Dieses Verhalten löst mitunter Aggressionen bei der Betreuungsperson aus. Zwang kann aber auch zum Rückzug führen, der Klient verschließt sich und verweigert aus diesem Grunde verschiedene Hilfestellungen.

Der professionelle Umgang mit Fragen zum Thema „Verweigerung" ist eine weitere Facette der individuellen Betreuung des Menschen. Teamgespräche, Beratung durch diplomiertes Gesundheits- und Krankenpflegepersonal sowie Supervisionen können dazu beitragen, die Belastungen des Berufsalltages positiv zu bewältigen. Erweisen sich einzelne Klienten trotzdem als besonders belastend, so ist es auch legitim, einen Klientenwechsel im Team vorzuschlagen. Der Abstand zu einer Betreuungsbeziehung kann oft sehr „heilend" sein.

9.2 Der Pflegeprozess nach Fiechter und Meier

Die Umsetzung der täglichen Pflege und Betreuung erfolgt prozessorientiert.

9.2.1 Der Pflegeprozess im Überblick

Verena Fiechter und Martha Meier entwickelten das Krankenpflegeprozessmodell, heute auch kurz Pflegeprozessmodell

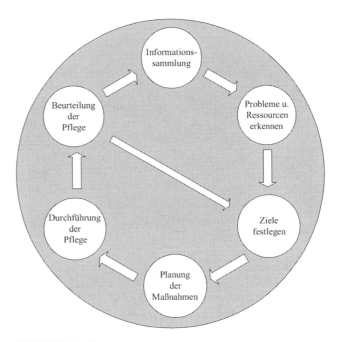

● **Abb. 9.5** Der Pflegeprozess

genannt, welches sich in den 1980ern in Österreich langsam etablierte.

1974 wurde der **Pflegeprozess** (● Abb. 9.5) als Bestandteil der pflegerischen Arbeit von der Weltgesundheitsorganisation festgeschrieben und gilt als eine der wenigen weltweit etablierten Arbeitstechniken in der professionellen Pflege. Definition nach Fiechter und Meier (1981):

» Der Krankenpflegeprozess hat zum Ziel, auf systematische Art und Weise dem Bedürfnis der KlientInnen nach pflegerischer Betreuung zu entsprechen. Der Krankenpflegeprozess besteht aus einer Reihe von logischen, voneinander abhängigen Überlegungs-, Entscheidungs- und Handlungsschritten, die auf eine Problemlösung, also auf ein Ziel hin, ausgerichtet sind und im Sinne eines Regelkreises einen Rückkoppelungseffekt (Feedback) in Form von Beurteilung und Neuanpassung enthalten.

9.2.2   Überblick des Gesamtprozesses

Der Pflegeprozess entwickelte sich im Laufe der Jahre weiter und wurde mehrmals modifiziert. Der Einzug der Pflegediagnostik veränderte den Prozess nachhaltig. Die folgende Grafik stellt einen groben Überblick des Gesamtprozesses dar (● Abb. 9.6).

9.2.3 Das Pflegemodell nach Orem sowie der Pflege- und Betreuungsprozess im Kontext

Ein wesentliches Ziel der Hauskrankenpflege ist es, das Gleichgewicht von Fähigkeiten und Anforderungen zu erhalten bzw. gezielt zu unterstützen. Dabei steht im Vordergrund, dass jeder Mensch ein Individuum mit persönlichen Bedürfnissen und Anforderungen ist. Die Unterstützung in der Betreuung zu Hause ist so zu gestalten, dass die Ressourcen des Klienten im Vordergrund stehen und keine „entmündigende" Betreuung stattfindet.

Die Betreuungsperson greift vermittelnd und beratend ein, sie begründet ihr Handeln dem Klienten gegenüber. Eine weitere Aufgabe der Betreuungsperson ist es, den steigenden bzw. sinkenden Bedarf zu erkennen und dementsprechend zu handeln. Hier soll auch erwähnt werden, dass der Mensch eine biopsychosoziale Einheit ist. Die körperliche, psychische und soziale Situation der Kunde ist als Einheit zu sehen. So können z. B. körperliche Beeinträchtigungen psychische Störungen auslösen oder soziale Erschütterungen körperliche und/oder psychische Störungen verursachen.

Persönliche Notizen

Pflegeassessment					
umfassendes Assessment			gezieltes Fokus-Assessment		
Kommunikation		Datensammlung		Dokumentation	
Verbal	nonverbal	objektiv	subjektiv	schriftlich	mündlich
		direkt	indirekt		

Pflegediagnose		
Diagnostischer Prozess		Festlegung der Pflegediagnose
Info sammeln	Analyse	Freiformulierte Pflegediagnosen
Interpretation	Synthese	NANDA-Pflegediagnosen
		POP –Praxisorientierte Pflegediagnostik

Pflegeplanung		
Fernziel	Nahziel(e)	Intervention
Pflegevisite gemeinsam mit dem Klienten/pflegenden Angehörigen		

Pflegedurchführung		
Fertigkeiten, Kenntnisse und Erfahrungen der Pflegeperson	Anleitung der Klienten und der pflegenden Angehörigen	Inter- und multidiszi- plinäre Zusammenarbeit

Pflegeevaluation	
Objektive Daten	Subjektive Daten
Ziele erreicht?	Pflegediagnose erledigt?
Adaptierung des Pflegeprozesses	Rückmeldung an Personal und zu Betreuende

◘ **Abb. 9.6** Gesamtprozess

Primary Nursing in der Hauskrankenpflege – ein innovativer Ansatz in der individuellen Betreuung

Christine Fichtinger und Renate Rabl

C. Fichtinger, R. Rabl, *Arbeitsumfeld Hauskrankenpflege*,
DOI 10.1007/978-3-7091-1595-4_10, © Springer-Verlag Wien 2014

Unter Primary Nursing versteht man die kontinuierliche Übernahme der Verantwortung über die Pflege einer zu betreuenden Person durch nur eine fachlich qualifizierte Pflegekraft (= **Primary Nurse**).

In vielen Ländern, wie z. B. Australien, Japan, USA und Skandinavien, wird Primary Nursing bereits seit Jahren angewendet. Auch in Österreich arbeitet man daran, Primary Nursing schrittweise in das bestehende Pflegesystem, sowohl in die Akut- und Langzeitpflege als auch in die Hauskrankenpflege zu integrieren. Einzelne Forschungsprojekte sind dazu in Österreich im Laufen.

Eigentlich ist die ursprüngliche Idee von Primary Nursing auf die berühmte britische Krankenschwester Florence Nightingale zurückzuführen. Sie lebte von 1820–1910 und gilt als Begründerin der modernen westlichen Krankenpflege (für ihre Leistungen wurde Nightingale 1883 durch Queen Victoria mit dem Royal Red Cross ausgezeichnet und 1907 von König Edward VII. als erste Frau in den Order of Merit aufgenommen, heute wird an ihrem Geburtstag, dem 12. Mai, traditionell der Internationale Tag der Krankenpflege begangen). Durch ihren unermüdlichen Einsatz im Krimkrieg ging sie als „Lady with the Lamp" in die Geschichte der Krankenpflege ein. Spät nachts sah sie noch nach den verwundeten Soldaten und stand ihnen bei. Wieder in Großbritannien zurück entwickelte sie 1858 die „Fallmethode", aus der sich später Primary Nursing in Amerika entwickelte.

Erst in den 1960ern wurde Primary Nursing von Marie Manthey in Minnesota (USA) entwickelt, die erstmalige Umsetzung erfolgte 1969; Maria Manthey postuliert bis dato ihre Theorien bei namhaften internationalen Kongressen und Tagungen. Der Anstoß für die Entwicklung des Pflegeorganisationskonzepts war die steigende Unzufriedenheit des Krankenpflegepersonals. In den 1920ern waren amerikanische Krankenschwestern noch frei und unabhängig in ihren Entscheidungen die Pflege betreffend. Sie pflegten nicht nur erkrankte Personen, sondern betreuten auch gleichzeitig die zugehörigen Familien in puncto Haushalt, Ernährung, Hygiene und Prophylaxen. Ihre Aufgabengebiete wurden im Laufe der Zeit aber immer mehr in die Krankenhäuser verlagert. Dadurch ging den Pflegenden auch ein Teil ihrer Professionalität verloren. Um dem gegenzusteuern, entwickelte Marie Manthey das Pflegeorganisationskonzept des Primary Nursing.

10.1 Kernelemente des Primary Nursing

Mantheys Modell besteht aus vier Kernelementen:
1. Verantwortung
2. Kontinuität
3. Direkte Kommunikation
4. Pflegeplanender ist gleich Pflegedurchführender

10.1.1 Verantwortung

Die selbstübernommene oder zugeteilte pflegerische Verantwortung für eine zu betreuende Person und deren eventuell vorhandenen Angehörigen liegt während des gesamten Zeitraums der Betreuung ausschließlich bei der Primary Nurse.

Sie sammelt relevante Informationen und ist Ansprechpartnerin für die betreute Person, sie gestaltet die Pflege und übernimmt diese auch soweit als möglich. Die Primary Nurse ist aber auch Vermittlerin zu anderen Berufsgruppen. Für ihre Tätigkeiten muss sie eventuelle Konsequenzen tragen und jederzeit Rechenschaft ablegen können.

10.1.2 Kontinuität

Die durchgehende Betreuung durch nur eine Person lässt im Idealfall ein Klima des Vertrauens zwischen Pflegeperson und zu pflegender Person entstehen. Der Stress, ausgelöst dadurch, dass die Klientel über ihre Pflegepersonen nicht Bescheid weiß, fällt dadurch weg. Das kann sich positiv auf die Genesung auswirken. Besondere Wichtigkeit wird der Beständigkeit der Pflege durch ein und dieselbe Person bei alten und/oder demenzkranken Personen zugeschrieben.

Im Falle der Abwesenheit der Primary Nurse führt die ihr zur Seite gestellte Associate Nurse (= zugeordnete Pflegekraft) die geplante Pflege weiter. Nur in Notfällen darf sie davon abweichen, muss dies dann aber gegenüber der Primary Nurse begründen.

10.1.3 Direkte Kommunikation

Neben einer qualitativ hochwertigen Ausbildung, Empathie und der Bereitschaft zur Fort- und Weiterbildung muss eine

Primary Nurse auch über ausgeprägte Fähigkeiten im Bereich der Kommunikation verfügen. Durch aktives Zuhören und einfühlende Gespräche wird sie das Vertrauen der Klientel gewinnen und damit einen Wohlfühlfaktor bzw. eine gewisse Geborgenheit erzielen.

Zudem muss eine Primary Nurse auch Fingerspitzengefühl, Erfahrung und Fachwissen in der Koordination der einzelnen noch miteinbezogenen Berufsgruppen haben. Sie ist dafür verantwortlich, dass alle Personen die für sie notwendigen Informationen auf direktem Wege erhalten. Die Interessen und Bedürfnisse der Kunde müssen dabei gewahrt bleiben.

10.1.4 Pflegeplanender ist Pflegedurchführender

Die Primary Nurse bedient sich professionell des Pflegeprozesses, um zu einer adäquaten Pflegeplanung zu gelangen. Dabei berücksichtigt sie im Besonderen die Biografie und das unmittelbare Lebensumfeld der zu betreuenden Person. Damit die Associate Nurse im Falle der Abwesenheit der Primary Nurse die Pflege weiterführen kann, darf die Primary Nurse die Pflege nicht nur auf den momentanen Zustand oder Reaktion der Kunde beziehen, sondern muss weiterführend gedacht und schriftlich festgelegt sein. Ihre Entscheidungen müssen diesbezüglich jederzeit nachvollziehbar und begründbar sein.

Eventuelle Unstimmigkeiten in der Auffassung der Pflege dürfen nicht zu Lasten der Kunde ausgetragen werden. Konstruktive Fachgespräche im Sinn der direkten Kommunikation sind dabei anzustreben.

10.2 Ziele des Primary Nursing im häuslichen Bereich

Ziel des Pflegeorganisationskonzeptes ist es, klare Zuständigkeiten in der Pflege, klare Kommunikationswege, eine hohe Versorgungskontinuität, Autonomie der Pflegekräfte sowie die Kunden- und Mitarbeiterzufriedenheit zu gewährleisten.

Es gilt auch zu überlegen, wie das Pflegeorganisationskonzept des Primary Nursing im Rahmen des Case-Managements umsetzbar ist. Die demografische Entwicklung der österreichischen Bevölkerung fordert die Fachwelt auf, nachhaltige Systeme und Konzepte für die Betreuung und Pflege bei steigendem Bedarf im Bereich der Hauskrankenpflege zu entwickeln.

Persönliche Notizen

_____

_____

_____

_____

_____

_____

_____

_____

_____

_____

_____

_____

_____

_____

_____

_____

_____

_____

_____

_____

_____

Die Freiheitsbeschränkung in der extramuralen Betreuung – ein Problem für Fachkräfte?

Christine Fichtinger und Renate Rabl

C. Fichtinger, R. Rabl, *Arbeitsumfeld Hauskrankenpflege*,
DOI 10.1007/978-3-7091-1595-4_11, © Springer-Verlag Wien 2014

Etwa 80 % der betagten Menschen leben in ihrer eigenen gewohnten Umgebung. Im Alltag der extramuralen Betreuung wird deshalb das Fachpersonal immer wieder mit Verwirrtheit, Demenz und Desorientiertheit konfrontiert. Dies lässt befürchten, dass eine dieser betroffenen Personen ihre Wohnung verlässt, sich verirrt und dann eventuell im Straßenverkehr oder leicht bekleidet in der kalten Jahreszeit zu Schaden kommen kann.

In einer solchen Notsituation muss die Fachkraft eigenständig handeln. Hier ist ein kurzfristiges oder einmaliges Versperren der Wohnungstüre eventuell vertretbar, um eine mögliche akute Selbstgefährdung abzuwenden. Die Pflegeperson kann unter Berufung auf den rechtfertigenden Notstand tätig werden, um eine gesundheitliche bzw. körperliche Gefährdung des Klienten abzuwenden. Er darf hier mit einer mutmaßlichen Einwilligung der betroffenen Person bzw. deren gesetzlichen Vertreter rechnen. Allerdings drohen auch in einer abgesperrten Wohnung Gefahren, z. B. kann das Anlassen einer Herdplatte einen Brand auslösen. Die Folgen möchte man sich nicht vorstellen.

Um das Fachpersonal nicht unnötigerweise einer dermaßen belastenden und für sie auch gefährlichen Situation auszusetzen, sollten in solch einem schon absehbaren Fall rechtzeitig Vorkehrungen getroffen werden.

Das wäre das Einholen einer Einwilligung zur zeitweiligen Freiheitsbeschränkung
- von der betroffenen Person selbst (dazu bedürfte es aber der notwendigen Einsichts- und Urteilsfähigkeit, gerade diese kann man aber hier zumeist nicht erwarten),
- vom gesetzlichen Vertreter, z. B. den nächsten Angehörigen (sowohl der gesetzliche Vertreter als auch der bestellte Vertreter sind im ABGB geregelt),
- von bestellten Vertretern, wie z. B. eine vorsorgebevollmächtigte Person bzw. Sachwalter.

Gibt es weder eine gesetzliche noch eine bestellte Vertretung, bietet sich die Gelegenheit an, das örtlich zuständige Bezirksgericht als Pflegschaftsgericht zur Bestellung eines Sachwalters anzuregen. Dieser hätte dann, auch mit gerichtlicher Zustimmung, der zeitweisen notwendigen Freiheitsbeschränkung zuzustimmen.

Derzeit bestehen für den extramuralen Bereich, im Gegensatz zur Langzeitpflege und zur Akutversorgung, keine gesonderten gesetzlichen Regelungen (diese erfolgen über das Heimaufenthaltsgesetz und das Unterbringungsgesetz).

Um die ohnehin nicht einfache Tätigkeit der Pflegenden in der extramuralen Pflege zu erleichtern, wäre eine klare gesonderte gesetzliche Regelung wünschenswert. Denn damit könnten Pflegende mit dem Wissen, rechtlich abgesichert zu sein, wesentlich kompetenter zum Wohle ihrer betreuten Personen handeln.

Persönliche Notizen

Qualität in der Hauskrankenpflege

Christine Fichtinger und Renate Rabl

12.1   Qualitätssicherung am Beispiel Pflegevisite – 116

C. Fichtinger, R. Rabl, *Arbeitsumfeld Hauskrankenpflege,*
DOI 10.1007/978-3-7091-1595-4_12, © Springer-Verlag Wien 2014

Die Hauskrankenpflege entwickelte sich langsam aber stetig zu einer eigenständigen Disziplin mit hohen Qualitätsansprüchen. Auch die Erwartungen der Kunden sind zumeist klar definiert und werden in einer demensprechenden Qualität erwartet. Die Hauskrankenpflege hat sich in den vergangenen Jahrzehnten zu einer professionellen Dienstleistung entwickelt.

Der Begriff Qualität (lat.: qualitas = Beschaffenheit, Merkmal, Eigenschaft, Zustand) hat zwei Bedeutungen, einerseits neutral betrachtet meint er die Summe aller Eigenschaften eines Prozesses, andererseits bewertend betrachtet, ist die Güte des Prozesses gemeint.

Großer Wert wird auf die kontinuierliche Verbesserung der Prozesse gelegt. Erfahrungen daraus fließen wieder zurück in die Planung, so dass ein Regelkreis entsteht:

- **Qualitätsplanung** – es wird ein Ist-Zustand ermittelt und die Rahmenbedingungen für das Qualitätsmanagement festgelegt. Danach werden Konzepte und Abläufe erarbeitet.
- **Qualitätslenkung** – die in der Planphase gewonnenen Ergebnisse werden umgesetzt.
- **Qualitätssicherung** – Auswerten qualitativer und quantitativer Qualitätsinformationen (Kosten-Nutzen-Betrachtungen, Überprüfen von gemachten Annahmen).
- **Qualitätsgewinn** – aus der vorherigen Phase gewonnene Informationen werden für Strukturverbesserungsmaßnahmen und Prozessoptimierung eingesetzt. Erfolge und Ergebnisse werden kommuniziert.

Avedis Donabedian (1919–2000 amerikanischer Wissenschaftler, der als Begründer der Qualitätsforschung im Gesundheitswesen gilt) beschrieb 1966 die Qualität in drei Dimensionen, welche miteinander in Beziehung stehen und sich gegenseitig beeinflussen:

- Strukturqualität
- Prozessqualität
- Ergebnisqualität

Unter **Struktur** sind alle die für Betreuung und Pflege maßgeblichen Rahmenbedingungen zu verstehen. Diese Dimension beschreibt die Qualität der eingesetzten Mittel, wie finanzielle Möglichkeiten, Personalanzahl und dessen Qualifikation, Vorhandensein von Unterlagen (z. B. Dokumentationsformulare), Einhalten von Vorschriften und gesetzliche Vorgaben (z. B.

Dokumentationspflicht, Richtlinien, Standards), Fort- Weiterbildung, Gebäude, Ausstattung, Einrichtung.

Unter **Prozess** sind alle Aktivitäten zwischen Leistungserbringer (Einrichtung) und der Empfänger (Klient) zu verstehen. Hier ist der eigentliche Kern der Dienstleistung gemeint. Beschrieben wird die Qualität von Abläufen und Verfahren wie: Interaktion mit den Klienten, Kooperation mit pflegenden Angehörigen sowie deren Vertrauenspersonen, Arbeiten entsprechend dem Pflege- und Betreuungsprozess sowie nach Standards und Richtlinien, Einhalten von organisatorischen Regelungen, Einsatzplanung, Kontinuität der Beziehung zwischen den Betreuenden und den Klienten, Reaktionen in Krisensituationen, Vollständigkeit bzw. Nachvollziehbarkeit der Dokumentation, Wartezeiten.

Ergebnis bzw. Wirkung wird oft auch als „Outcome" bezeichnet und beschreibt die Qualität der Resultate, wie Wirksamkeit und Erfolg der Leistung, Veränderungen des Gesundheitszustandes und dessen Schweregrades oder Kundenzufriedenheit.

Qualitätsmessungen können bei allen drei Dimensionen ansetzen, sie lassen sich mittels standardisierten Methoden messen und darstellen.

Das Arbeiten an der Qualität kann nicht von außen verordnet werden. Der Entschluss dazu und die Verantwortung dafür liegen innerhalb der jeweiligen Organisation. Es ist die Aufgabe des Managements einer Organisation, ein Qualitätsmanagement einzuführen. Somit geschieht Arbeit an der Qualität nicht zufällig, sondern ist ein expliziter Entschluss.

Führungskräfte müssen eine Vorbildfunktion wahrnehmen, die entsprechenden Qualitätsziele formulieren und die notwendigen Mittel zum Erreichen der Ziele bereitstellen. Die Verantwortung für Qualität liegt jedoch nicht nur bei der Führung alleine. Jede einzelne in der Organisation tätige Fachkraft ist für die gewünschte Qualität verantwortlich. Das Bundesgesetz zur Qualität von Gesundheitsleistungen (Gesundheitsqualitätsgesetz) regelt die flächendeckende Sicherung und Verbesserung der Qualität im österreichischen Gesundheitswesen.

Im Auftrag der Bundesgesundheitskommission haben alle wichtigen Entscheidungsträger im Gesundheitswesen (Bund, Länder, Sozialversicherung) gemeinsam eine Gesamtstrategie für das österreichische Gesundheitswesen entwickelt. Diese wurde dann im Juni 2010 in der Bundesgesundheitskommission beschlossen.

Die Qualitätsstrategie soll sicherstellen, dass zu Betreuende in Österreich überall die bestmögliche und qualitativ gleiche Behandlung erhalten. Dies soll in den Bereichen

Klientensicherheit, Struktur-, Prozess- und Ergebnisqualität, Risikomanagement und Aus-, Fort-und Weiterbildung durch koordinierte Maßnahmen gewährleistet werden. Die Qualitätsstrategie wurde im Juni 2010 in der Bundesgesundheitskommission beschlossen. Dadurch können operative Ziele definiert und zu konkreten und überprüfbaren Maßnahmen weiterentwickelt werden.

12.1 Qualitätssicherung am Beispiel Pflegevisite

Das Wort Visite wird vom lateinischen Wort „visitare" abgeleitet und bedeutet „besuchen, hingehen". Die Pflegevisite ist ein partnerschaftlicher Prozess zwischen Kunden, pflegenden Angehörigen und pflegeverantwortlichen Personen. Sie regelt die Beschreibung der Ressourcen und Probleme, die Festlegung der Pflegediagnosen, die Vereinbarung der Pflegeziele, die Planung und Durchführung der Maßnahmen sowie die Evaluierung der erbrachten Pflege- und Betreuungsleistung.

Die Pflegevisite findet im Rahmen eines regelmäßigen Hausbesuches durch die pflegeverantwortliche diplomierte Gesundheits- und Krankenpflegeperson statt. Sie dient der Transparenz gegenüber der zu pflegenden Person als auch den pflegenden Angehörigen und Familien. Beratungsgespräche ergänzen die Pflegevisite, fachliches Hintergrundwissen wird dabei wertschätzend und für den Laien verständlich vermittelt. Die Notwendigkeit der Vernetzung mit anderen Diensten und/ oder Berufsgruppen wird für Kunden und pflegende Angehörige schlüssig dargestellt, die kostengünstigste Lösung erarbeitet und in die Wege geleitet. Die Kundenzufriedenheit spielt dabei eine wichtige Rolle. Anschließend wird die Pflegevisite dokumentiert.

Neben dem Gespräch mit dem Klienten und den pflegenden Angehörigen ist eine Vor- und Nachbesprechung im Pflegeteam notwendig. Im Mittelpunkt stehen immer die erbrachte Leistung und das Pflegeergebnis.

Die Pflegevisite wird von der diplomierten Gesundheits- und Krankenschwester im Rahmen der Anordnungs- und Aufsichtspflicht (▶ Kap. 3, GuKG) durchgeführt. Durch die Pflegevisite werden nicht nur direkte pflegerische Leistungen beurteilt, sondern auch indirekte Leistungen, wie etwa Pflegedokumentation, Fachkompetenz und Vernetzungsfähigkeit.

Auf der Ebene der **Strukturqualität** wird beurteilt, ob der Einsatz der unterschiedlichen Berufsgruppen dem Bedarf und Bedürfnis des Klienten entspricht und die situative Handlungskompetenz der Fachkraft den gegebenen Anforderungen gerecht wird. Aus den Evaluierungsergebnissen kann anschießend der Fortbildungsbedarf abgeleitet werden.

Auf der Ebene der **Prozessqualität** werden das Verständnis und der Ablauf des Pflegeprozesses, die Handhabung der Pflege- und Betreuungsdokumentation sowie der effiziente Einsatz von Arbeitsmaterialien und finanzieller Mittel beurteilt.

Auf der Ebene der **Ergebnisqualität** wird das Ergebnis der geleisteten Betreuung und Pflege, aber auch die Kundenzufriedenheit bewertet. Anonyme Fragebögen und direkte Kundenbefragungen ermöglichen eine objektive Beurteilung.

Die Häufigkeit der Durchführung hängt von den individuellen Rahmenbedingungen und dem gegebenen Bedarf ab, sie soll jedoch regelmäßig stattfinden.

Vorgaben über die Durchführung der Pflegevisite gibt es durch den Gesetzgeber keine. Deshalb entwickeln pflegeverantwortliche Personen in den Einrichtungen interne Konzepte zur Durchführung der Pflegevisite mit unterschiedlichen Erfolgen. Die Pflegevisite ist ein komplexes Geschehen, das eine ausführliche und sorgfältige Vorbereitung der Mitarbeiter und der Organisationsstruktur voraussetzt.

Qualitätssichernde Maßnahmen werden in der Pflegepraxis häufig als Kontrolle empfunden und daher eher negativ interpretiert. Vielmehr sind qualitätssichernde Maßnahmen aber als positive Maßnahmen zu verstehen. Das Aufdecken von Schwachstellen und deren Behebung gibt der Trägerorganisation die Möglichkeit der Weiterentwicklung.

Persönliche Notizen

Fremdsprachige Migranten der 1. Generation in der Obhut der Hauskrankenpflege

Christine Fichtinger und Renate Rabl

C. Fichtinger, R. Rabl, *Arbeitsumfeld Hauskrankenpflege*,
DOI 10.1007/978-3-7091-1595-4_13, © Springer-Verlag Wien 2014

In den 1960ern mangelte es in den westlichen Industrieländern, auch in Österreich, an Arbeitskräften. Deshalb wurden im gegenseitigen Einverständnis Arbeitsabkommen von der Republik Österreich hauptsächlich mit Ländern wie dem ehemaligen Jugoslawien, der Türkei aber auch Italien und Spanien, abgeschlossen. Die erste Zuwanderungswelle bestand fast ausschließlich aus Männern, erst im Laufe der darauffolgenden Jahre folgten dann deren Frauen und Kinder.

Mittlerweile sind viele dieser zugewanderten Menschen der 1. Generation in Pension. Aufgrund ihres Bildungsniveaus waren sie gezwungen, schwere Arbeiten bzw. sogenannte Hilfsarbeiten zu verrichten, welche sich auf ihren Gesundheitszustand auswirkten. Eine Reihe von ihnen ist deshalb mittlerweile betreuungsbedürftig geworden.

Obwohl diese Personengruppen in ihren jeweiligen Kulturkreisen untereinander gut organisiert und betreut sind, brauchen sie doch auch Hilfe von außen. Unter ihnen ist die Akzeptanz für mobile und medizinische Pflege im Gegensatz zum Aufenthalt in der Langzeitpflege durchaus hoch. Haben sie durch eine zuverlässige medizinische Hauskrankenpflege erst einmal Vertrauen gefasst, greifen sie im Bedarfsfall später auch gerne auf die Betreuung und Pflege durch eine Fachkraft zurück. Wohl auch, um ihre zumeist berufstätigen Familienangehörigen zu entlasten.

Momentan werden die Leistungen der anbietenden Organisationen noch zögerlich in Anspruch genommen, eher von der älteren jugoslawischen migrantischen Bevölkerung als von der türkischen. Daher sind die Organisationen seit einiger Zeit daran interessiert, sich auf diese neue Gruppe zu pflegender Menschen mit fremdsprachigem, migrantischem Hintergrund einzustellen.

Die Gruppe der künftig zu pflegenden, fremdsprachigen Migranten setzt sich wie folgt zusammen:
- alleinstehende, verwitwete Frauen
- ledig gebliebene Männer aus der 1. Generation

Die Frauen sind in der Gruppe der 60–70-Jährigen in der Mehrzahl, da ihre Ehemänner bereits verstorben oder in ihre Heimatländer zurückgekehrt sind. Bei den über 50-Jährigen dominiert der Männeranteil, wobei wiederum der Anteil der älteren türkischen Migranten höher ist als der der jugoslawischen.

Es gibt mittlerweile auch unter dem Fachpersonal viele Personen mit Migrationshintergrund. Deshalb wird nach Möglichkeit versucht, Pflegende und zu Pflegende aus demselben Kulturkreis zusammenzuführen. Das Ziel ist, Berührungsängste abzubauen bzw. erst gar nicht entstehen zu lassen und Vertrauen aufzubauen, Sprachbarrieren können so gut überwunden werden. Traditionen und religiöse Bedürfnisse können dadurch professionell erfasst und umgesetzt werden.

Gläubige Muslime trinken keinen Alkohol und essen kein Schweinefleisch. Diese Regeln klingen einfach, beim Einkauf ist es aber ratsam, zur Sicherheit einen Blick auf die Zutatenliste zu werfen. So sind z. B. Süßigkeiten und Mehlspeisen evtl. Alkohol beigemengt, Kalbsleberwurst enthält nicht nur Kalbsleber sondern auch Schweinefleisch.

Zusätzlich ist auch zu erwähnen, dass z. B. das Huhn oder Schaf nach speziellem muslimischen Ritus geschlachtet werden muss (geschächtetes Fleisch). Dem muslimischen Glauben angehörende zu betreuende Personen bevorzugen aus diesem Grund den Einkauf ihrer Lebensmittel bei einem muslimischen Lebensmittelhändler. Dort fühlen sie sich sicher in der Auswahl ihrer Vorräte. Vor einigen Jahren gab es große Empörung, als bekannt wurde, dass in der Süßwarenindustrie Schweinegelatine verarbeitet wird. Mittlerweile gibt es Alternativprodukte.

Gläubige muslimische Frauen schütteln Fremden niemals die Hand, diese Berührung wäre zu intim. Im Gegensatz dazu dürfen sich aber muslimische Männer berühren und küssen. In unserem Kulturkreis ist jedoch das Händeschütteln mit gleichzeitigem Augenkontakt ein wesentlicher Akt der Höflichkeit. Missverständnisse sind deshalb vorprogrammiert.

Krankenbesuche sind bei gläubigen Muslimen eine soziale und religiöse Pflicht. Der betroffenen Familie wird dadurch der besondere Beistand und ein erhöhtes Maß an Aufmerksamkeit vermittelt. Krankenbesuche können deshalb sehr ausgiebig ausfallen, viele Personen beteiligen sich an der Anteilnahme. Die Reihe an Beispielen könnte hier beliebig fortgesetzt werden.

Nicht immer ist es möglich, gleichsprachiges Fachpersonal aus demselben Kulturkreis einzusetzen, deshalb bemühen sich die Organisationen, alle Pflegende in speziellen Fortbildungen zu sensibilisieren. Eine Anleitung zur kultursensiblen Pflege kann nicht gegeben werden, hier ist deren Eigenverantwortung, die soziale Kompetenz und die Toleranz des Fachpersonals gefragt. Die Achtung der Menschenrechte und die Umsetzung der ethischen Grundsätze stehen dabei im Vordergrund.

Persönliche Notizen

Sicherheit im Haushalt

Christine Fichtinger und Renate Rabl

C. Fichtinger, R. Rabl, *Arbeitsumfeld Hauskrankenpflege*,
DOI 10.1007/978-3-7091-1595-4_14, © Springer-Verlag Wien 2014

Im Rahmen des WHO-Projektes „Gesunde Städte" wurde neben vielen anderen Themen auch das Pilotprojekt „Sicher gehen über 60" gestartet. Hintergrund war der Gedanke der Eindämmung von Unfällen im Seniorenalter, denn pro Jahr sterben mehrere hundert Senioren wegen durchaus vermeidbaren Unfällen. Tausende müssen deshalb stationär aufgenommen oder zumindest ambulant medizinisch behandelt werden.

Neben dem menschlichen Leid für jede einzelne betroffene Person fallen auch hohe Behandlungs- und Rehabilitationskosten an. Daher wurde Mitte der 1990er Jahre ein Unfallverhütungsprogramm speziell für ältere Menschen entwickelt, das sowohl in der Wohnung als auch im Alltag „draußen" Gefahrenquellen anzeigen sollte. In Zusammenarbeit eines Arbeitskreises von Experten mit dem Institut „Sicher Leben" wurden Maßnahmen und Empfehlungen erarbeitet. Mit Hilfe eines Fragebogens konnten die Gefahrenquellen leichter erkannt und vermieden werden. Auch Schulungsunterlagen, Vorträge und Präsentationen für das betreuende Personal wurden erstellt. Auf diesem Pilotprojekt basierend hat sich die Unfallverhütung im Seniorenhaushalt weiterentwickelt, so wurden und werden dadurch mittlerweile auch jüngere Personengruppen erreicht.

Zu beachten ist im Beratungsgespräch mit den betroffenen Personen und deren Angehörigen eine diplomatische und wertschätzende Vorgehensweise. Nicht immer sind Veränderungen, seien sie auch noch so gut gemeint und sinnvoll, willkommen. Es bedarf Geduld und Ausdauer, um das gewünschte Ziel der angestrebten verbesserten Sicherheit zu erreichen. Auch Ablehnung und dadurch Misserfolg muss akzeptiert werden. Auf keinen Fall darf die vertrauensvolle Beziehung mit dem Kunden gestört werden, da sich diese Störung dann auch auf andere Bereiche ausweiten und zu Unsicherheiten führen kann.

14.1 Sturzprophylaxe

Unter Sturzprophylaxe versteht man pflegerische Maßnahmen zur Vermeidung von Stürzen. Pflegekräfte sollen in der Lage sein, wirksam einzugreifen, um Stürze zu vermeiden und Sturzfolgen auf ein Minimum zu reduzieren. Stürze sind eine der häufigsten Ursachen für die Pflegebedürftigkeit älterer Menschen. Wissenschaftliche Untersuchungen haben gezeigt, dass die Hälfte aller über 70-Jährigen bereits einmal oder mehrmals gestürzt ist. 15 % der gestürzten Personen ziehen sich ernsthafte Verletzungen wie Gehirnerschütterungen oder Frakturen zu.

Besonders gefährlich sind Stürze auf den Kopf, die eine Schädelfraktur oder eine Gehirnblutung nach sich ziehen können. Sie werden in ihrer Gefährlichkeit nicht erkannt, die betroffene Person kann wegen der damit verbundenen Erinnerungslücken davon auch gar nicht berichten.

Dazu kommen psychische Folgen. Wenn aus Angst vor weiteren Stürzen die Bewegungen durch die betroffene Person eingeschränkt werden, nimmt die Beweglichkeit und somit die Mobilität ab. Daraus resultieren Unsicherheiten bei selbständigen Bewegungen, dies erhöht wiederum die Sturzgefahr. Die betroffene Person gleitet immer mehr in die Immobilität ab, dies erhöht aber das Risiko von Komplikationen wie Dekubitus, Pneumonie, Kontrakturen und Thrombosen.

Der Sturz ist ein multifaktorielles Ereignis. Das heißt, dass in Summe viele Einzelfaktoren zu einem Sturz führen. Man unterscheidet intrinsische (d. h., in der Person des Betroffenen begründet) und extrinsische Faktoren (d. h., die Ursache liegt nicht in der Person selbst, sondern in ihrer Umwelt begründet).

Intrinsische Faktoren:
- Erkrankungen, die mit Bewegungsstörungen einhergehen, z. B. Morbus Parkinson oder Schlaganfall
- Veränderte Körperhaltung durch Abnützungserscheinungen und/oder Schmerzen
- Verzögerung oder Verlust der Fähigkeit, ein Stolpern abzufangen
- Plötzlicher Bewusstseinsverlust (Synkope)
- Seheinschränkungen
- Orientierungsstörungen
- Psychische Veränderungen wie Angst oder Unruhe
- Störungen der Bewegungskoordination als Nebenwirkung von Medikamenten
- Einnahme von entwässernden oder abführenden Medikamenten
- Konzentrationsstörungen

Extrinsische Faktoren:
- Stolperfallen:
  - Umherliegende Kabel
  - Schlecht erkennbare Stufen und Türstaffel
  - Rutschige Fußböden
  - Mangelhaft angepasste Brille
  - Falsche Brillenglasstärken
  - Unzweckmäßige Kleidungsstücke
  - Schlecht sitzende oder unzweckmäßige Schuhe
- Lichtverhältnisse:
  - Starke Schattenbildung
  - Blendendes Licht
  - Schlechte Erreichbarkeit von Lichtschaltern

⬛ Veränderungen im Klientenhaushalt:
  ▪ Umstellen von Möbeln
  ▪ Übersiedlung und Umgewöhnung an neue Räumlichkeiten
  ▪ Umbauten in der Wohnung der betroffenen Person
⬛ Mangelhaft angepasste Hilfsmittel bzw. falsch ausgewählte oder fehlende Hilfsmittel

---

Maßnahmen zur Sturzprophylaxe:
- Für geeignete Beleuchtungsverhältnisse sorgen
- Hindernisse und Stolperfallen nach Rücksprache mit der betroffenen Person beseitigen
- Bei Bedarf Haltegriffe anbringen
- Veränderungen in der Wohnung sollen schrittweise und nach genauer Absprache mit der betroffenen Person erfolgen
- Hilfsmittel korrekt auswählen, anpassen, auf Funktionstüchtigkeit prüfen und in Griffnähe stellen
- Bei Bedarf Niederflurbett verwenden
- Hüftprotektoren anbieten
- Medikamente, welche die Orientierung, Sicherheit oder Bewegung einschränken, mit dem behandelnden Arzt besprechen, um Alternativen zu ermöglichen

---

Weiterführende Maßnahmen:
⬛ Risikoerkennung mittels Sturzrisikoerfassungsbogen dokumentieren
⬛ Daraus resultierende Maßnahmen gemeinsam mit der betroffenen Person planen und durchführen
⬛ Diese Maßnahmen bis zur Evaluation begleiten

14.2 Weitere Beiträge zur Erhöhung der Sicherheit der zu betreuenden Person

14.2.1 Notruftelefon

Die Installation eines Notruftelefons im Haushalt einer alleinstehenden, betreuungsbedürftigen Person bietet zusätzlichen Schutz und Sicherheit. Bei Notfällen, wie etwa einem Sturz oder gesundheitlichen Problemen, kann durch Knopfdruck auf das ständig bei sich getragenem Notrufgerät ein sofortiger Alarm durch die hilfsbedürftige Person ausgelöst werden. Das Notrufgerät kann sowohl am Arm als auch als Halsband betragen werden. Es werden Angehörige, Freunde oder Hilfsorganisationen, je nach vorheriger Absprache und je nach möglicher Erreichbarkeit, kontaktiert. Dazu bedarf es allerdings eines Festnetzanschlusses.

In den vergangenen Jahren haben sich auch spezielle Seniorenhandys, ausgestattet mit großen Tasten, großem Display, vereinfachter Handhabung und auch einem Notrufsystem, auf demselben Prinzip wie zuvor beschrieben basierend, am Markt gut etabliert.

14.2.2 Schlüsselsafe

Eine weitere Sicherheit, zusätzlich zum Notruftelefon, bietet ein sogenannter Schlüsselsafe. Dieser ist aus einbruchsicherem Stahl und funktioniert mechanisch, d. h. ohne Batterie, die im entscheidenden Moment leer sein und damit versagen könnte. Der Schlüsselsafe wird vom Kunden bei der Trägerorganisation entweder angekauft oder gemietet. Nach der fachgerechten Montage wird der Schlüsselsafe mit einem Zugangscode programmiert, der dem Datenschutz und der Verschwiegenheitspflicht unterliegt. Zugangscodes sind getrennt von den Klientenadressen aufzubewahren. Der Verlust einer unsachgemäß geführten und dann in falsche Hände geratenen Liste könnte extrem negative Folgen nach sich ziehen.

Der Zugang zur Wohnung wird dann mit der zu betreuenden Person neu abgesprochen. So wünschen die Kunden oftmals, dass sich die betreuende Person durch Benutzen der Türglocke oder durch Klopfen bemerkbar macht, bevor sie die Wohnung aufsperrt und betritt.

In besonders strengen Wintern musste das Fachpersonal allerdings schon die Erfahrung machen, dass ein Schlüsselsafe, an einer Außentür montiert, leicht einfrieren kann. Es ist daher empfehlenswert, in solchen Fällen ein Enteisungsspray, wie es etwa für PKWs verwendet wird, mitzuführen, um die Betreuung wahrnehmen zu können. Im Notfall hilft auch ein einfaches Feuerzeug.

Persönliche Notizen

_____

_____

_____

_____

_____

_____

_____

_____

_____

_____

_____

_____

_____

_____

_____

_____

_____

_____

_____

_____

Sterben daheim

Christine Fichtinger und Renate Rabl

C. Fichtinger, R. Rabl, *Arbeitsumfeld Hauskrankenpflege*,
DOI 10.1007/978-3-7091-1595-4_15, © Springer-Verlag Wien 2014

Das Fachpersonal in der extramuralen Pflege hat zumeist mit Betagten und Hochbetagten zu tun. Dadurch sind sie auch immer wieder mit dem Sterben und dem Tod konfrontiert. Manches Mal finden sie eine ihrer zu Betreuenden tot in der Wohnung auf. Aber vielfach müssen sie sich über einen längeren Zeitraum von einer ihrer betreuten und auch vertraut gewordenen Personen verabschieden und diese auf ihrem letzten Weg begleiten. Im Vordergrund der pflegerischen und medizinischen Betreuung Sterbender steht das Recht auf einen friedvollen, schmerzfreien und würdevollen Tod. Lebensverlängerung sollte nicht um jeden Preis angestrebt werden, entscheidend ist die Lebensqualität.

Die Situation Sterbender ist sehr unterschiedlich, daher ist die Sterbebegleitung individuell zu gestalten. Sterbende sind von ihrer Umgebung abhängig. Damit zwischen Pflegenden und Sterbenden eine Vertrauensbasis entstehen kann, wäre es günstig, wenn der Patient immer von denselben Personen gepflegt wird. Nur konstante Bezugspersonen haben die Chance, etwas von der Weltanschauung, von der Art, wie der Sterbende mit Problemen umgeht, von seinen Ängsten und Hoffnungen zu erfahren. Sehr entscheidend ist das Miteinbeziehen der Angehörigen.

Unter Sterbebegleitung versteht man also die bestmögliche Hilfestellung beim Sterben, dies ist keineswegs nur auf die Stunde des Sterbens beschränkt. Sie ist vielmehr eine kontinuierliche Begleitung des Sterbenden, die über Wochen und Monate dauern kann. Jeder Begleiter sollte aber in eine Begleitung nur so viel Kraft investieren, wie es ihm möglich ist. Niemand ist grenzenlos belastbar, wobei die Grenzen unterschiedlich sind.

Für den Sterbenden kann es eine große Hilfe sein, wenn die Fachkraft dessen religiöse Bedürfnisse erkennt und darauf eingeht. Das ist nicht einfach, da in unserer Gesellschaft Menschen mit unterschiedlichen Glaubensrichtungen leben, wobei das Angehören derselben Religion für den Einzelnen durchaus unterschiedliches bedeuten kann.

Im Judentum wird die Gerechtigkeit Gottes stark betont. Trotz der Annahme, dass die Seele göttlich und damit unsterblich ist, sind die Annahmen über das, was nach dem Tod kommt, eher verschwommen. Der sterbende Jude spricht vor seinem Tod ein Sündenbekenntnis und segnet seine Kinder. Oft wünscht er sich den Beistand eines Seelsorgers – eines Rabbis.

Das Christentum vertritt ein Leben nach dem Tod. Die Vorstellungen reichen von der Ansicht, dass die Seele in anderer Form in dieser Welt weiter existiert, bis zu bildhaften Vorstellungen eines Himmels und einer Hölle. Die drei Hauptströmungen des Christentums sind die römisch-katholische Kirche, die orthodoxen Kirchen und die protestantische Kirchen. Die christlichen Kirchen zelebrieren das Abendmahl (in der katholischen Kirche die Kommunion), die Krankensalbung und das Schuldbekenntnis im Sinne der Beichte. Diese Möglichkeiten der Unterstützungen werden von Sterbenden unterschiedlich angenommen, eventuell durch einen Hausbesuch vom ortsansässigen Pfarrer oder Seelsorger.

Die muslimische Vorstellung vom Tod und vom Leben nach dem Tod unterscheidet sich im Prinzip kaum von der christlichen Vorstellung. Im Tod kehrt der Mensch zu Gott zurück. Muslim ist, nach islamischem Selbstverständnis, ein Monotheist, der Mohammed als letzten Propheten Gottes (Allahs) anerkennt. Orthodoxe Muslime glauben daran, dass der Koran das offenbarte Wort Gottes ist, das Mohammed durch den Erzengel Gabriel übermittelt wurde. Der Sterbende möchte in Richtung Mekka, also nach Osten, blicken. Die Angehörigen übernehmen die religiöse Begleitung. Sie beten und lesen aus dem Koran.

Für Hindus ist der letzte Lebensabschnitt die Befreiung durch den Tod, sie vertreten die Wiedergeburt des Menschen. Die körperliche Reinigung ist eine besonders wichtige Zeremonie für Sterbende und dessen Angehörige. Dabei erfolgt die Reinwaschung der Seele unter fließendem Wasser.

Auch Buddhisten glauben an einen Zyklus der Wiedergeburten. Alles, was sie in diesem Leben tun, wirkt sich im nächsten Leben aus. In jedem Leben lernen sie und nähern sich stufenweise dem Nirwana, einem Bewusstseinszustand völliger Freiheit und völligen Friedens. Dadurch können manche Buddhisten den bevorstehenden Tod mit Gelassenheit akzeptieren. Der Sterbende soll einen möglichst gelassenen Bewusstseinszustand erreichen, da dies die Wiedergeburt positiv beeinflusst. Zu diesem Zweck werden ihm buddhistische Lehren vorgesungen.

Schwerstkranke und Sterbende, die keiner religiösen Gemeinschaft angehören, haben fallweise spirituelle oder religiöse Bedürfnisse, deshalb sollten auch sie nach ihren Einstellungen und Wünschen befragt werden.

Die Einstellung zum Sterben anderer steht eng mit der Auseinandersetzung mit dem eigenen Leben und Sterben in Verbindung. Zur Bereitschaft und Fähigkeit, sterbende Menschen zu pflegen, gehört, sich mit dem eigenen Sterben zu befassen und über die persönliche Einstellung zum Tod nachzudenken. Diese Einstellung hat einen großen Einfluss darauf, ob wir Kunden in der Sterbephase menschlich pflegen können. Nur wenn wir uns selbst als Mensch mit Schwächen und Unzulänglichkeiten akzeptieren, können wir auch den Kunden so akzeptieren.

Der Wille und die Wünsche des pflegebedürftigen, kranken und sterbenden Menschen müssen in der Betreuung und in der Pflege im Mittelpunkt stehen. Äußert ein Mensch den Wunsch, dass bestimmte medizinische Maßnahmen unterlassen werden, ist dieser zu respektieren.

Die Lebensumstände des Sterbenden werden so gestaltet, dass sie möglichst angenehm sind. Dabei bestimmt der Sterbende, was „Annehmlichkeit" für ihn bedeutet. Therapeutische und pflegerische Maßnahmen werden nicht daran gemessen, ob sie den Zeitpunkt des Todes hinausschieben, sondern welche Lebensqualität sie dem Sterbenden noch ermöglichen. Jede Maßnahme wird auf ihre Notwendigkeit geprüft, um den Sterbenden nicht unnötig zu stören.

Auf dieses Bedürfnis haben sich die Trägerorganisationen eingerichtet, indem sie spezielle Fort- und Weiterbildungsangebote für das Fachpersonal anbieten. Nur gut ausgebildete Betreuungspersonen können kompetent vor Ort handeln.

Zusätzlich kann, wenn die zeitlichen oder personellen Ressourcen der Trägerorganisation ausgeschöpft sind, ein mobiles Hospizteam herangezogen werden.

15.1 Mobiles Hospizteam

Das mobile Hospizteam ist ein multiprofessionell zusammengesetztes Team, das aus einem Arzt, diplomierten Pflegepersonen und einem Sozialarbeiter sowie gegebenenfalls einem ehrenamtlichen Mitarbeiter besteht. Oftmals ist auch ein Angehöriger der jeweiligen Religion, wie z. B. ein römisch-katholischer Seelsorger, Hoca oder Rabbi, Mitglied dieses Teams. Das Team unterstützt die Schwerstkranken und Sterbenden, die betreuenden Angehörigen und den zuständigen Gesundheits- und Sozialsprengel. Es ist beratend und anleitend tätig und bietet sein Fachwissen in den Bereichen Schmerztherapie, Symptomkontrolle, ganzheitliche Pflege und psychosoziale Begleitung an.

Es steht Schwerstkranken und Sterbenden sowie den involvierten Angehörigen durch mitmenschliche Begleitung und Beratung in der Zeit der Krankheit, des Schmerzes, des Abschieds und der Trauer zur Seite. Das mobile Hospizteam ist ein Teil eines umfassenden Betreuungsnetzwerkes und arbeitet eng mit anderen Fachdiensten zusammen. Es wird in seiner Arbeit von qualifizierten ehrenamtlichen Hospizbegleitern maßgeblich unterstützt. Begleitung bei der Trauerarbeit nach dem Tod eines Angehörigen, wie etwa in Trauergruppen, ergänzen das professionelle Angebot.

15.2 Familienhospizkarenz

Berufstätige pflegende Angehörige haben die Möglichkeit, im Zuge der Familienhospizkarenz ein nahestehendes Familienmitglied in der letzten Phase seines Lebens daheim zu pflegen. Es besteht dabei die Möglichkeit, die Arbeitszeit herabzusetzen, die Arbeitszeiten zu ändern oder in Karenz zu gehen. Die Familienhospizkarenz kann zunächst für drei Monate in Anspruch genommen werden, bei Bedarf kann die Verlängerung auf 6 Monate beantragt werden. Unter bestimmten Voraussetzungen kann der pflegende Angehörige auch einen Zuschuss aus dem Familienhospiz-Härteausgleichsfonds beziehen.

Persönliche Notizen

Inklusion und Behinderung im Bereich der Hauskrankenpflege

Christine Fichtinger und Renate Rabl

C. Fichtinger, R. Rabl, *Arbeitsumfeld Hauskrankenpflege*,
DOI 10.1007/978-3-7091-1595-4_16, © Springer-Verlag Wien 2014

Der Begriff „behinderter Mensch" umfasst jene Personen, die infolge einer angeborenen oder erworbenen körperlichen oder geistigen Schädigung die Bedürfnisse eines normalen persönlichen und/oder gesellschaftlichen Lebens ganz oder teilweise nicht selbst sicherstellen können (Definition lt. der UNO-Deklaration der Rechte behinderter Menschen von 1975).

Die WHO unterscheidet seit 1980 zwischen den Begriffen:
- Schädigung,
- Behinderung und
- Beeinträchtigung.

Die WHO beschreibt diese Begriffe folgendermaßen (WHO 2001):
- Eine **Schädigung** ist ein beliebiger Verlust oder eine Normabweichung in der psychischen, physischen, physiologischen oder anatomischen Struktur oder Funktion.
- Eine **Behinderung** (als Folge einer Schädigung) ist jede Einschränkung oder jeder Verlust der Fähigkeit, Aktivitäten in der Art und Weise oder in dem Umfang auszuführen, die für einen Menschen als normal angesehen werden.
- Eine **Beeinträchtigung** ist eine sich aus einer Schädigung oder Behinderung ergebende Benachteiligung des betroffenen Menschen, die die Erfüllung der Rolle einschränkt oder verhindert, die (abhängig von Geschlecht, Alter sowie sozialen und kulturellen Faktoren) für diesen Menschen normal ist.

Es gilt, Menschenwürde zu wahren und ein gleichberechtigtes Leben der Behinderten zu gewährleisten. Als gleichberechtigte Bürger haben Menschen mit Behinderungen dieselben Rechte wie andere. Sie haben ein Recht auf Würde, Gleichbehandlung, unabhängige Lebensführung und uneingeschränkte Teilnahme am gesellschaftlichen Leben. Menschen mit Behinderungen zu ihren Rechten zu verhelfen, ist das Hauptanliegen der langfristigen Eingliederungsstrategie der EU.

Wichtigster Bestandteil der EU-Strategie für Menschen mit Behinderungen (2004–2010) ist der Aktionsplan für Menschen mit Behinderungen. Bis 2010 möchte die Europäische Kommission Fortschritte im Hinblick auf Beschäftigungsaussichten, Barrierefreiheit und unabhängige Lebensführung erzielen. Gemäß dem europäischen Grundsatz, „Was behinderte Mitbürger betrifft, muss auch von ihnen mitbestimmt werden", werden Menschen mit Behinderungen in diesen Prozess eingebunden. Es soll erreicht werden, dass Menschen mit Behinderungen selbst über ihr Leben bestimmen und ihren Alltag meistern können – genau wie Menschen ohne Behinderungen. Betreuungs- und Unterstützungsdienstleistungen sind besser auf die besonderen Bedürfnisse von Menschen mit Behinderungen zuzuschneiden.

Der Artikel 7 der Österreichischen Bundesverfassung lautet: „Niemand darf aufgrund seiner Behinderung benachteiligt werden. Bund, Länder und Gemeinden bekennen sich dazu, behinderte und nicht behinderte Menschen in allen Bereichen des täglichen Lebens gleich zu behandeln". Das Bundes-Behindertengleichstellungsgesetz, das Behinderteneinstellungsgesetz und das Bundes-Behindertengleichstellungs-Begleitgesetz, neben einzelnen Bestimmungen in anderen Gesetzen, konkretisieren das Diskriminierungsverbot.

16.1 Von der Integration zur Inklusion

Der Begriff Integration ist vom lateinischen „integratio" abgeleitet und bedeutet in der Soziologie die Ausbildung einer Wertgemeinsamkeit mit einem Einbezug von Gruppierungen, die zunächst oder neuerdings andere Werthaltungen vertreten, oder einer Lebens- und Arbeitsgemeinschaft mit einem Einbezug von Menschen, die aus den verschiedensten Gründen von dieser ausgeschlossen (exkludiert) und teilweise in Sondergemeinschaften zusammengefasst waren.

Im „Handlexikon der Behindertenpädagogik" definiert Andreas Hinz (2012) den Ansatz der Inklusion als:

» ...allgemeinpädagogischen Ansatz, der auf der Basis von Bürgerrechten argumentiert, sich gegen jede gesellschaftliche Marginalisierung wendet und somit allen Menschen das gleiche volle Recht auf individuelle Entwicklung und soziale Teilhabe ungeachtet ihrer persönlichen Unterstützungsbedürfnisse zugesichert sehen will. Menschen mit Behinderung haben das Recht, dort zu leben, wo andere Menschen auch wohnen. Sie haben das Recht, mit anderen Menschen etwas gemeinsam zu machen. Dabei bekommen Menschen mit Behinderung die Unterstützung, die sie brauchen. Die Unterstützung kommt dorthin, wo sie wohnen.

Menschen mit Behinderungen sind nicht verpflichtet, in besonderen Wohnformen zu wohnen, und entscheiden selbst, wo und mit wem sie leben. Sie haben ein Recht auf hochwertige Mobilisationshilfen sowie ein Recht auf gleichwertige medizinische Versorgung

Ziele der Inklusion sind die Förderung und Erhaltung der ganzheitlichen Lebensqualität, der Würde und des Wohlbefindens, die uneingeschränkte soziale Anerkennung und die Möglichkeit des effizienten Beziehungsaufbaus. Die Stärkung der Autonomie, der unkomplizierte Zugang zu Bildung, aber auch die Möglichkeiten der uneingeschränkten Kommunikation sind weitere wesentliche Ziele.

Das Fachpersonal ist hier besonders gefordert, den Grundgedanken der Inklusion im Berufsalltag umzusetzen. Auch im Bereich der Behindertenbetreuung ist ein Anstieg der Pflegebedürftigkeit zu verzeichnen, dies erfordert eine eng vernetzte interdisziplinäre Zusammenarbeit mit den Behindertenorganisationen unter Berücksichtigung der spezifischen Berufsgesetze.

Die Zusammenarbeit mit der persönlichen Assistenz (▶ Kap. 3) bzw. der Bezugsbetreuungsperson erhält in diesem Zusammenhang einen besonderen Stellenwert. Sie hilft der betroffenen Person dabei, ihr Leben zu organisieren, ist eine enge Vertrauensperson und unterstützt sie beim Kommunizieren. Sämtliche Pflegemaßnahmen sind deshalb mit der persönlichen Assistenz bzw. der Bezugsbetreuungsperson abzusprechen, damit diverse Maßnahmen ausreichend mit der betroffenen Person besprochen und geplant werden können. Dabei ist zu berücksichtigen, dass der Tagesablauf der behinderten Person nicht wesentlich verändert wird, viele Betroffene besuchen regelmäßig eine Werkstätte oder eine dementsprechende Tageseinrichtung. Strukturierte Tagesabläufe, Rituale und Gewohnheiten tragen dabei wesentlich zur persönlichen Orientierung bei.

Ungeplante Pflegehandlungen verursachen Stress, die zu betreuende Person fühlt sich überfordert und nicht ernst genommen. Das kann zu überschießenden Reaktionen der betroffenen Person führen.

Persönliche Notizen

_____

_____

_____

_____

_____

_____

_____

_____

_____

_____

_____

_____

_____

_____

_____

_____

_____

_____

_____

_____

Serviceteil

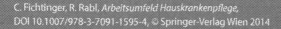
C. Fichtinger, R. Rabl, *Arbeitsumfeld Hauskrankenpflege*,
DOI 10.1007/978-3-7091-1595-4, © Springer-Verlag Wien 2014

Literaturverzeichnis

Badelt C, Horak C, Furtmüller A (2002) Marktanalyse der Mobilen Dienste in der Steiermark

Beckmann G, Mielke A (2012) Hygiene in ambulanten Pflegediensten. Raabe Verlag, Berlin

Beckmann G, Mielke A (2013) Hygiene 1x1 Infektionskrankheiten - Hygiene in ambulanten Pflegeeinrichtungen sicher und sofort umsetzen. Broschüre

Bischoff C (1994) Ganzheitlichkeit in der Pflege. Mabuse, Berlin

Bischoff C (1996) Zum Ganzheitsbegriff in der Pflege. In: Krüger, Piechotta, Remmers (Hrsg) Innovationen der Pflege durch Wissenschaft. Alterna Verlag, Bremen, S 103–129

Biser E, Hahn F, Langer M (2004) Lexikon des christlichen Glaubens

Breuß W, Österle WU (2012) Mobile Hilfsdienste, in Amt der Vorarlberger Landesregierung Abteilung Gesellschaft und Soziales & connexia. In: Gesellschaft für Gesundheit und Pflege gem GmbH (Hrsg) Unterstützung der Pflege zu Hause. Amt der Vorarlberger Landesregierung, Bregenz

Brucker U, Ziegler G et al (2005) Grundsatzstellungnahme Pflegeprozess und Dokumentation. Handlungsempfehlungen zur Professionalisierung und Qualitätssicherung in der Pflege. Selbstverlag Medizinischer Dienste der Spitzenverbände der Krankenkassen e. V, Essen

Bundesministerium für Arbeit (2009) Soziales und Konsumentenschutz Behindertenbericht 2008. Büro Servicestelle A BMASK, Wien

Bundesministerium für Soziale Sicherheit (2004) Generationen und Konsumentenschutz 2004b, Ausbau der Dienste und Einrichtungen für pflegebedürftige Menschen in Österreich, Schaffenberger, E & Pochobradsky, E, Wien

Cloerkes G (2007) Soziologie der Behinderten. Eine Einführung, 3. Aufl. Universitätsverlag Winter, Heidelberg

Dennis CM (2001) Dorothea Orem: Selbstpflege- und Selbstpflegedefizit-Theorie. Huber, Bern

Döbele M, Becker U, Glück B (Hrsg) (2006) Beifahrersitzbuch – Ambulante Pflege. Springer, Berlin, Heidelberg

Ehmann M, Völker I (2000) Spezielle Pflegeplanung in der Altenpflege, 2. Aufl. Urban & Fischer Verlag, München

Erdmann Y (2013) Der Pflegeführer - ambulant. Sicher zur richtigen Pflege. Shaker media, Aachen

Ewers M, Schaeffer D (2000) Case Management in Theorie und Praxis. Huber, Bern

Ewers M, Schaeffer D (Hrsg) (2005) Am Ende des Lebens. Versorgung und Pflege von Menschen in der letzten Lebensphase. Huber, Bern

Fiechter V, Meier M (1985) Pflegeplanung. Eine Anleitung für die Praxis, 4. Aufl. Rocom, Basel (2. Aufl. 1981)

Fröse S (2008) Was Qualitätsbeauftrage in der Pflege wissen müssen. Schlütersche Verlagsgesellschaft, Hannover

Genschorek W (1990) Schwester Florence Nightingale. Teubner, Leipzig

Graudenz S (2008) Der Pflegeprozess in der Pflegedokumentation von Krankenhäusern – Vorstellung eines Instrumentes zur Beurteilung und exemplarische Studie. Diplomica-Verlag, Hamburg

Henderson V (1970) Grundregeln der Krankenpflege. Weltbund der Krankenschwestern (ICN). Verlage Dt. Schwesternschaft, Frankfurt bzw. Karger, Basel (Schweiz) (3. Ausgabe 1977, DBfK, ICN)

Henke F, Horstmann C (2010) Pflegeplanung exakt formuliert und korrigiert. Praktische Arbeitshilfen für Lehrende und Lernende, Pflegeprozessorientiertes Training inkl. Übungsaufgaben, 2. Aufl. Kohlhammer, Stuttgart

Henke F (2006) Pflegeplanung nach dem Pflegeprozess, 3. Aufl. Pflege und Wissen. Kohlhammer, Stuttgart

Henke F (2007) Formulierungshilfen zur Planung und Dokumentation der Pflege. Kohlhammer, Stuttgart

Hinz A (2012) Inklusion – mehr als nur ein neues Wort!? (PDF). Begriff der Inklusion und Abgrenzung zu Integration

Josuks H (2008) Primary Nursing: Ein Konzept für die ambulante Pflege. Ein Leitfaden zur Implementierung eines neuen Pflegesystems, 2. Aufl.

Kalb H (2002) Die Anerkennung von Kirchen und Religionsgemeinschaften in Österreich. In: Potz R, Kohlhofer R (Hrsg) Die „Anerkennung" von Religionsgemeinschaften. Verlag Österreich, Wien

Ketelsen R, Schulz M, Zechert C (2004) Seelische Krise und Aggressivität. Psychiatrie-Verlag, Bonn

Kreuels S (2012) Die Fixierung von A–Z. Ein Stationsleitfaden

Kroehnert S (2003) Theorien der Migration. Berlin-Institut für Weltbevölkerung und globale Entwicklung, Berlin

Metzler H, Wacker E (2005) Behinderung. In: Otto H-U, Thiersch H (Hrsg) Handbuch Sozialarbeit, Sozialpädagogik, 3. Aufl. Reinhardt-Verlag, München u. Basel

Mischo-Kellig M, Schütz-Pazzini P (2007) Primäre Pflege in Theorie und Praxis. Huber, Bern

Moser T (Hrsg) (2007) Pflege delegieren. Verlag Hans Huber, Bern

Otterstedt C (2005) Der nonverbale Dialog, für Begleiter von Schwerkranken, Schlaganfall-, Komapatienten und Demenzbetroffenen. Verlag modernes lernen, Dortmund

Peböck M (2009) Die Bedeutung von Gesundheitszielen zur Gestaltung des österreichischen Gesundheitssystems. WISO – Wirtschafts- und sozialpolitische Zeitschrift 1: S. 169–184 (Linz)

Reiner C (2011) Qualitätsmanagement in der Hauswirtschaft. Raabe Verlag, Stuttgart

Schmid E, Weatherly JN, Meyer-Lutterloh K, Seiler R, Lägel R (2008) Patientencoaching, Gesundheitscoaching, Casemanagement – Methoden im Gesundheitsmanagement von morgen, 1. Aufl. MWV, Berlin

Schmidt S (2010) Das QM-Handbuch. Qualitätsmanagement für die ambulante Pflege. Springer Verlag, Berlin Heidelberg

Schwarzer R (2004) Psychologie des Gesundheitsverhaltens. Einführung in die Gesundheitspsychologie, 3. Aufl. Hogrefe, Göttingen

Student J-C, Napiwotzky A (2007) Palliative Care. Thieme, Stuttgart

Swoboda B (2002) Pflegeplanung. Vincentz, Hannover

Wagner H, Petzl E (2010) Konstruktion von Migration in Statistik, Diskurs und Praxis. In: Becka M, Rethmann A-P (Hrsg) Migration und Ethik. Ferdinand Schöningh, Paderborn

Weiss-Fassbinder S, Lust A (2010) Gesundheits- und Krankenpflegegesetz – GuKG, 6. Aufl. Manz, Wien

Wendt WR (2010) Case Management im Sozial- und Gesundheitswesen. Eine Einführung, 5. Aufl. Lambertus, Freiburg

Wild M (2001) Ambulante Pflege und Betreuung in Österreich. In: Kollak I (Hrsg) Internationale Modelle häuslicher Pflege. Mabuse Verlag GmbH, Frankfurt am Main

Stichwortverzeichnis

Stichwortverzeichnis

Printed in the United States
By Bookmasters